INRI
MOBY DICK

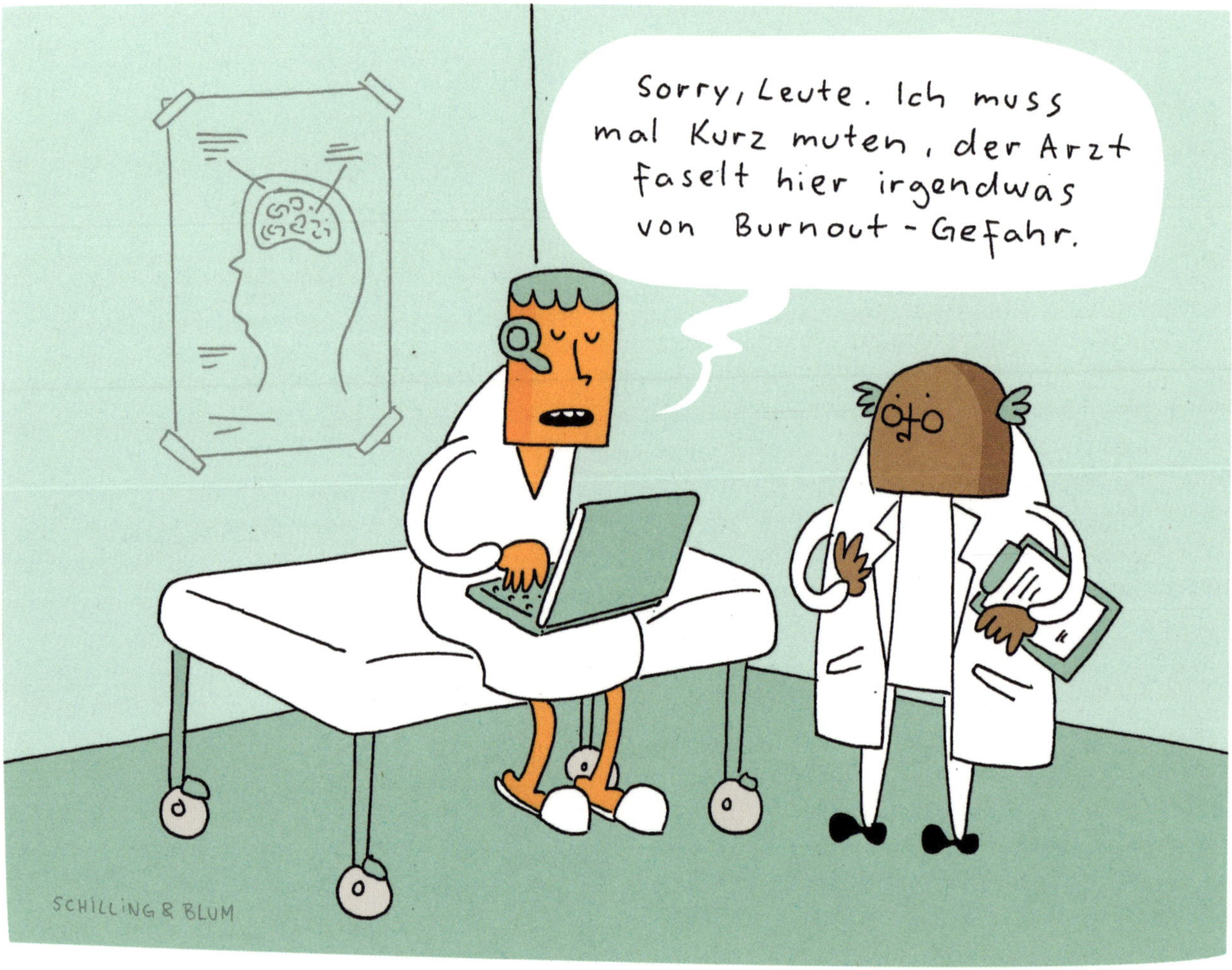
Sorry, Leute. Ich muss mal kurz muten, der Arzt faselt hier irgendwas von Burnout-Gefahr.
SCHILLING & BLUM

SCHILLING & BLUM

# German Zen

CARTOONS UND COMICS ZUM ENTSPANNEN

LAPPAN

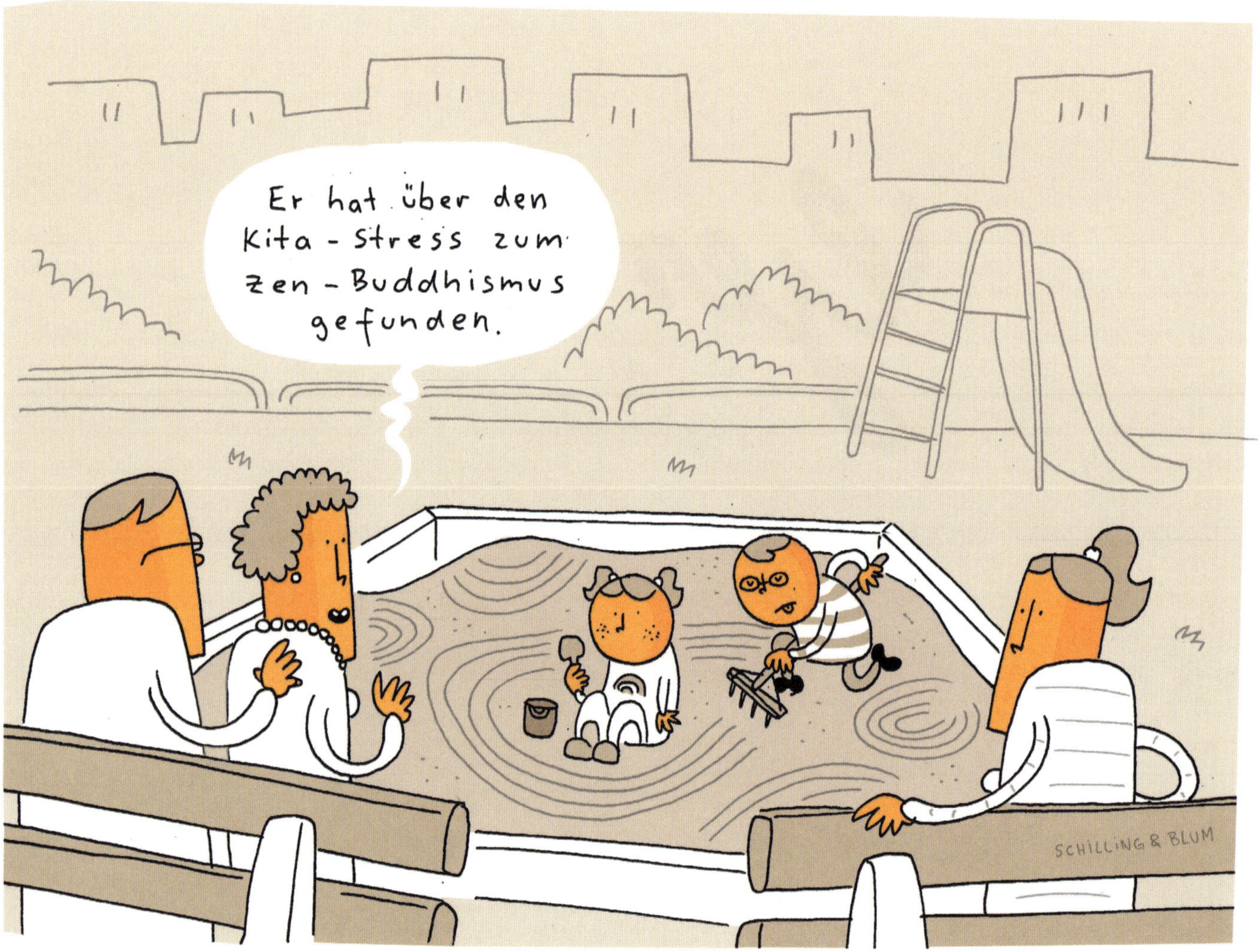
Er hat über den Kita-Stress zum Zen-Buddhismus gefunden.
SCHILLING & BLUM

SCHILLING & BLUM

# DAS YOGA-DILEMMA

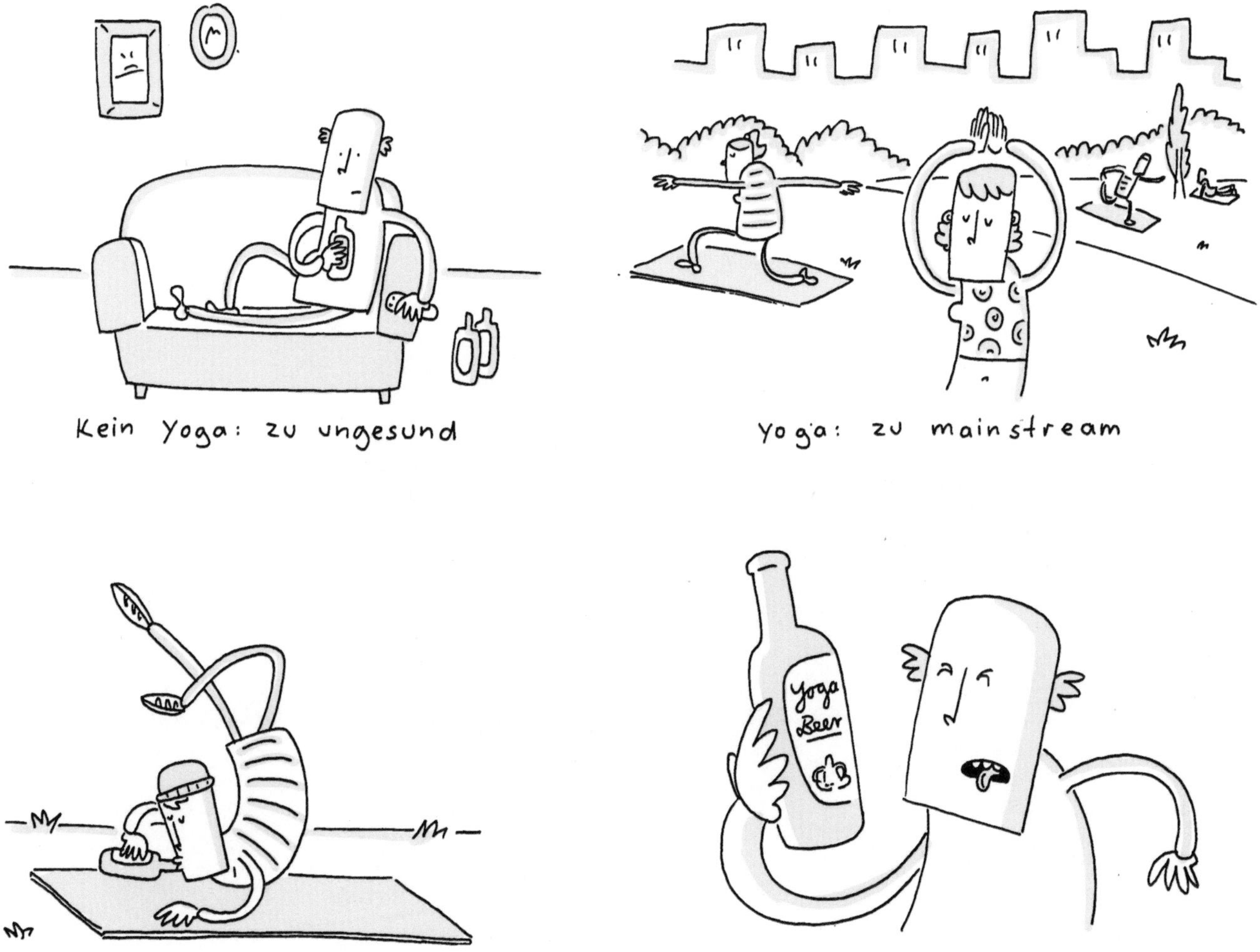


Kein Yoga: zu ungesund

Yoga: zu mainstream

Bier-Yoga: zu gewollt ironisch

Yoga-Bier: zu gesund!

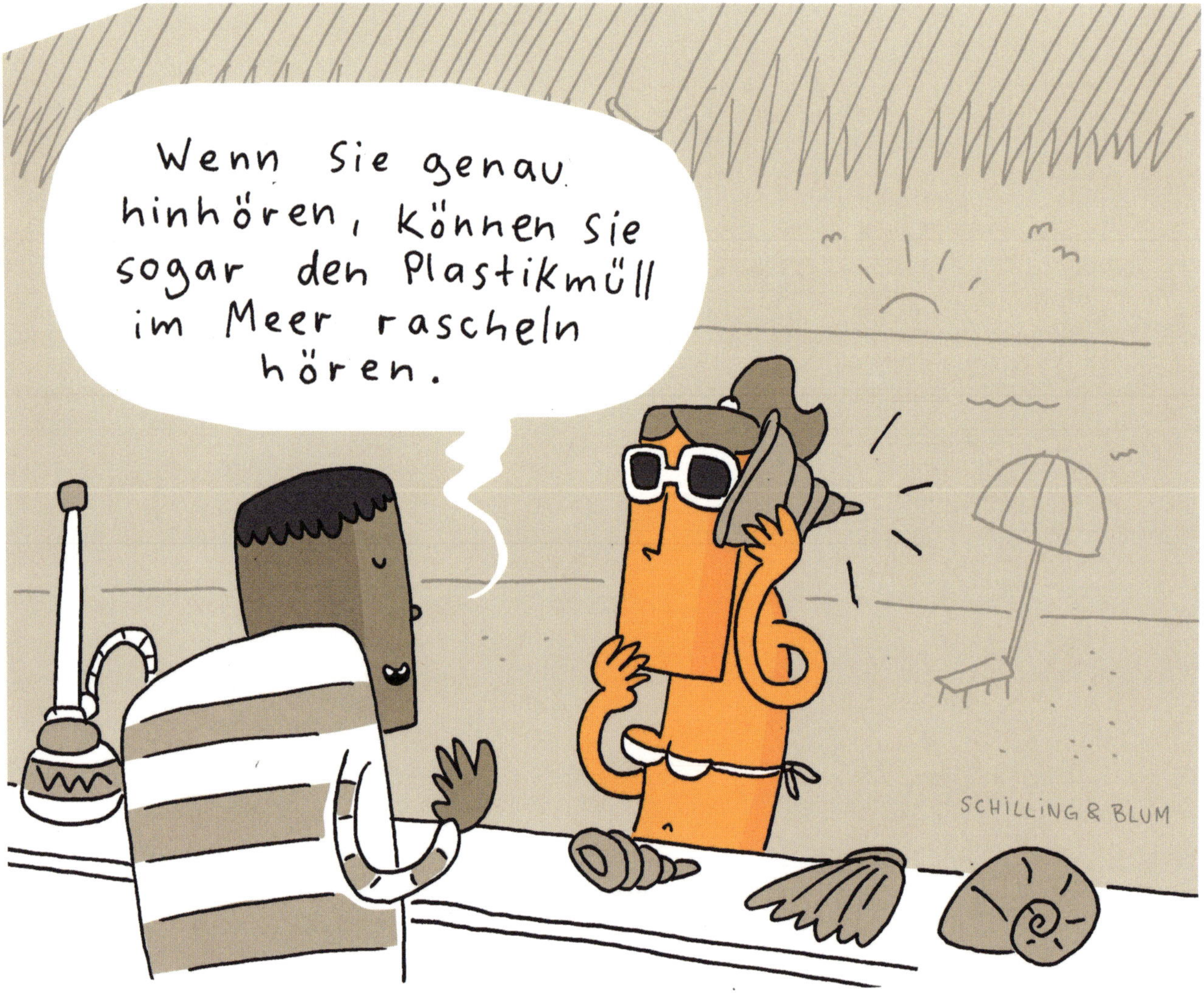

Wenn Sie genau hinhören, können Sie sogar den Plastikmüll im Meer rascheln hören.
SCHILLING & BLUM

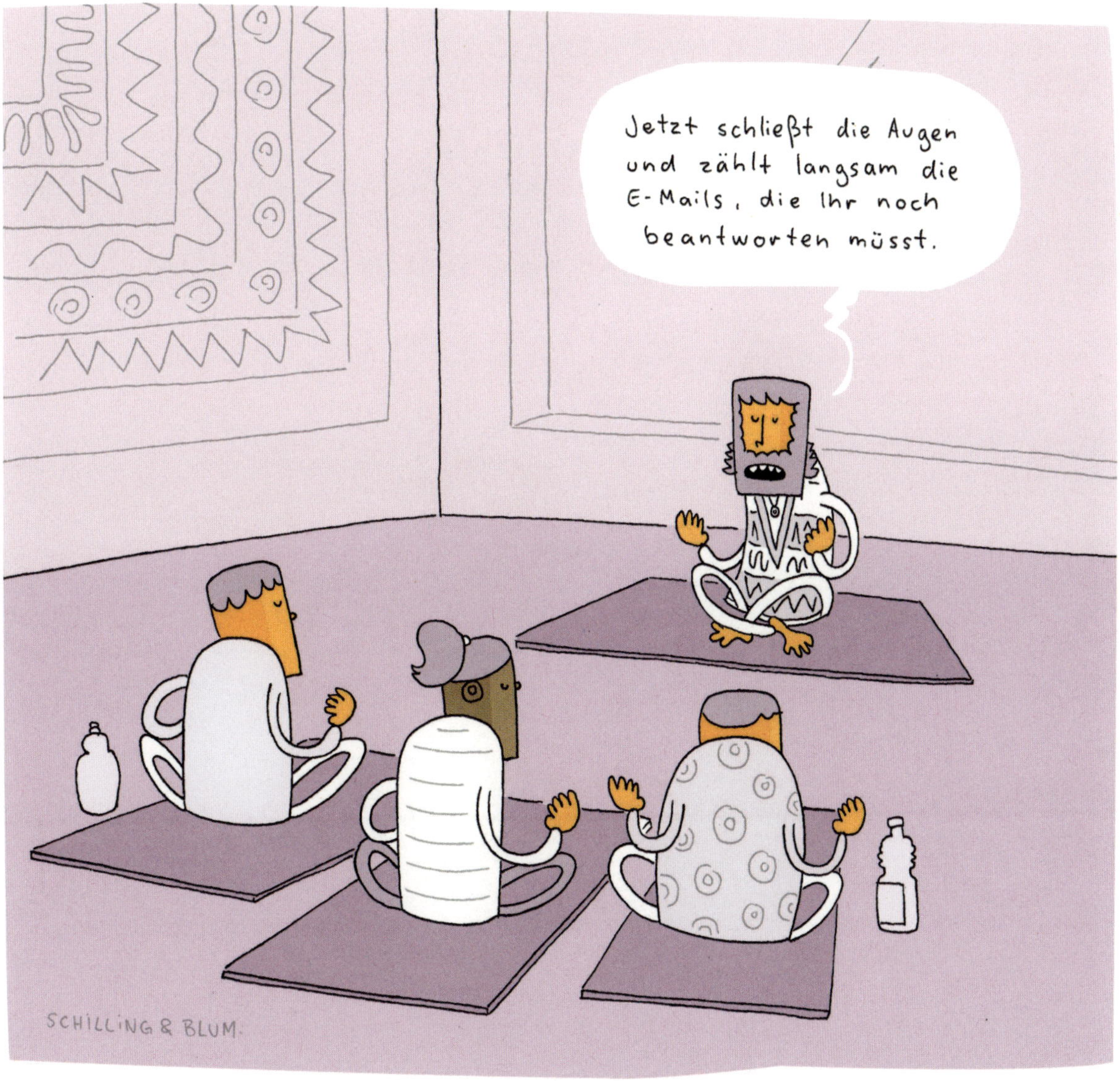
Jetzt schließt die Augen und zählt langsam die E-Mails, die Ihr noch beantworten müsst.
SCHILLING & BLUM.

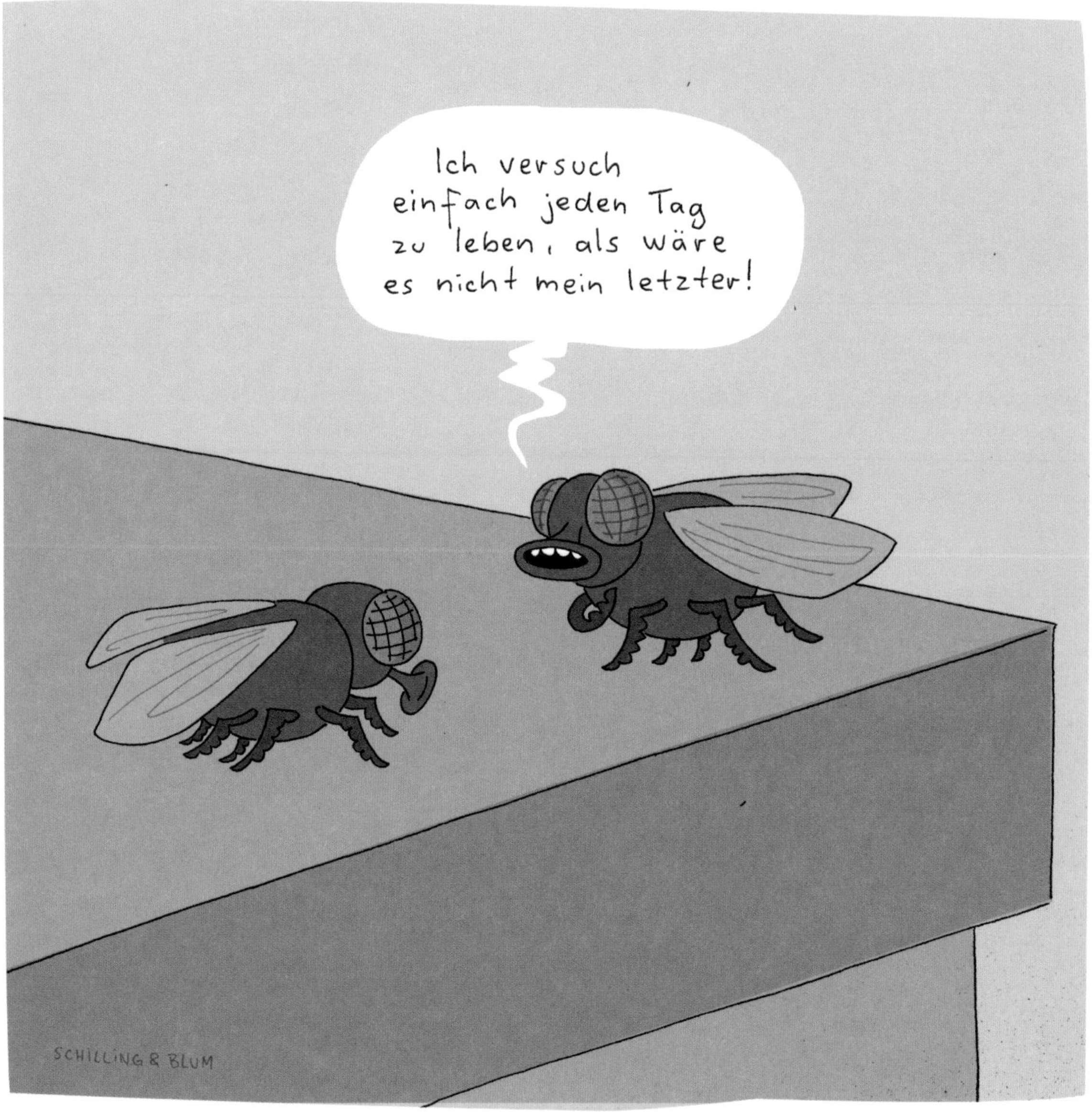
Ich versuch einfach jeden Tag zu leben, als wäre es nicht mein letzter!
SCHILLING & BLUM

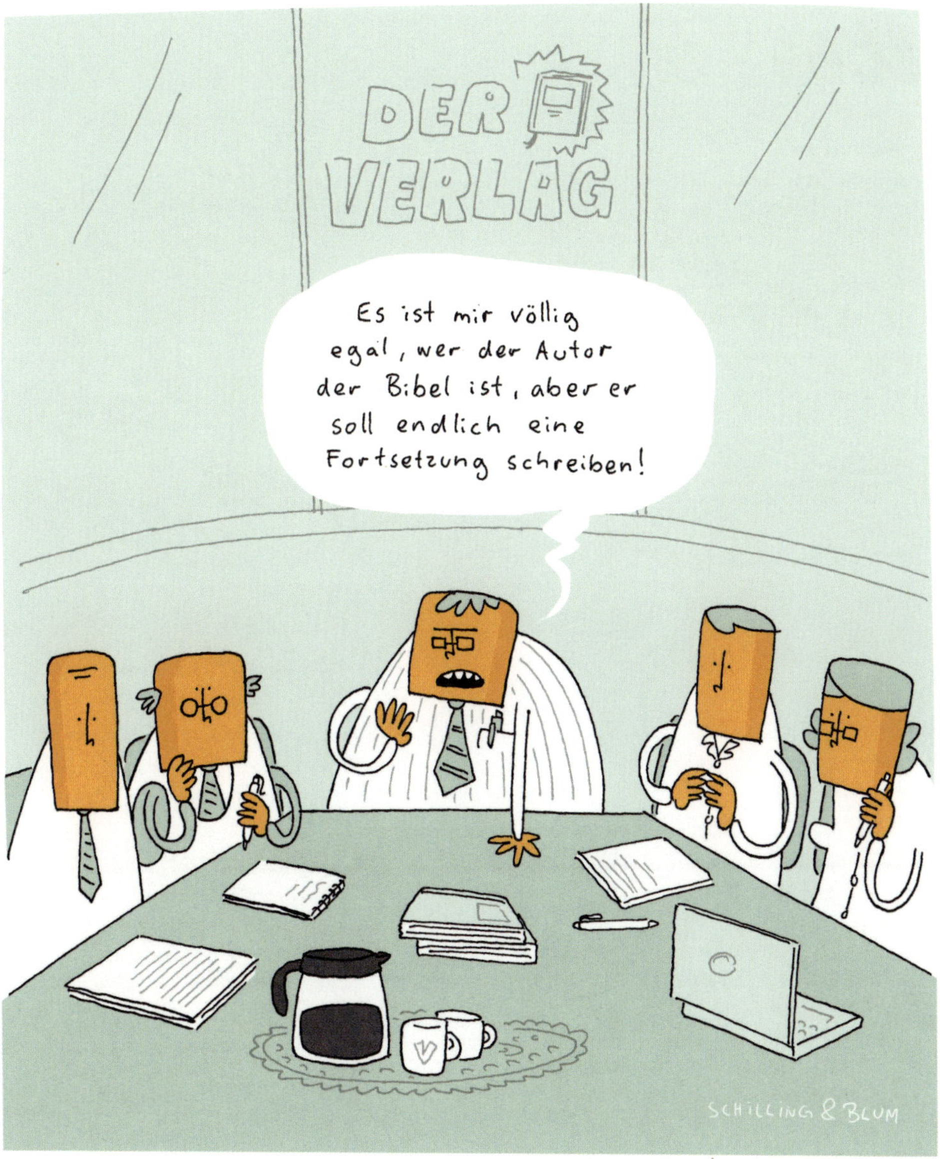
DER VERLAG
Es ist mir völlig egal, wer der Autor der Bibel ist, aber er soll endlich eine Fortsetzung schreiben!
SCHILLING & BLUM

SCHILLING & BLUM

# Duft

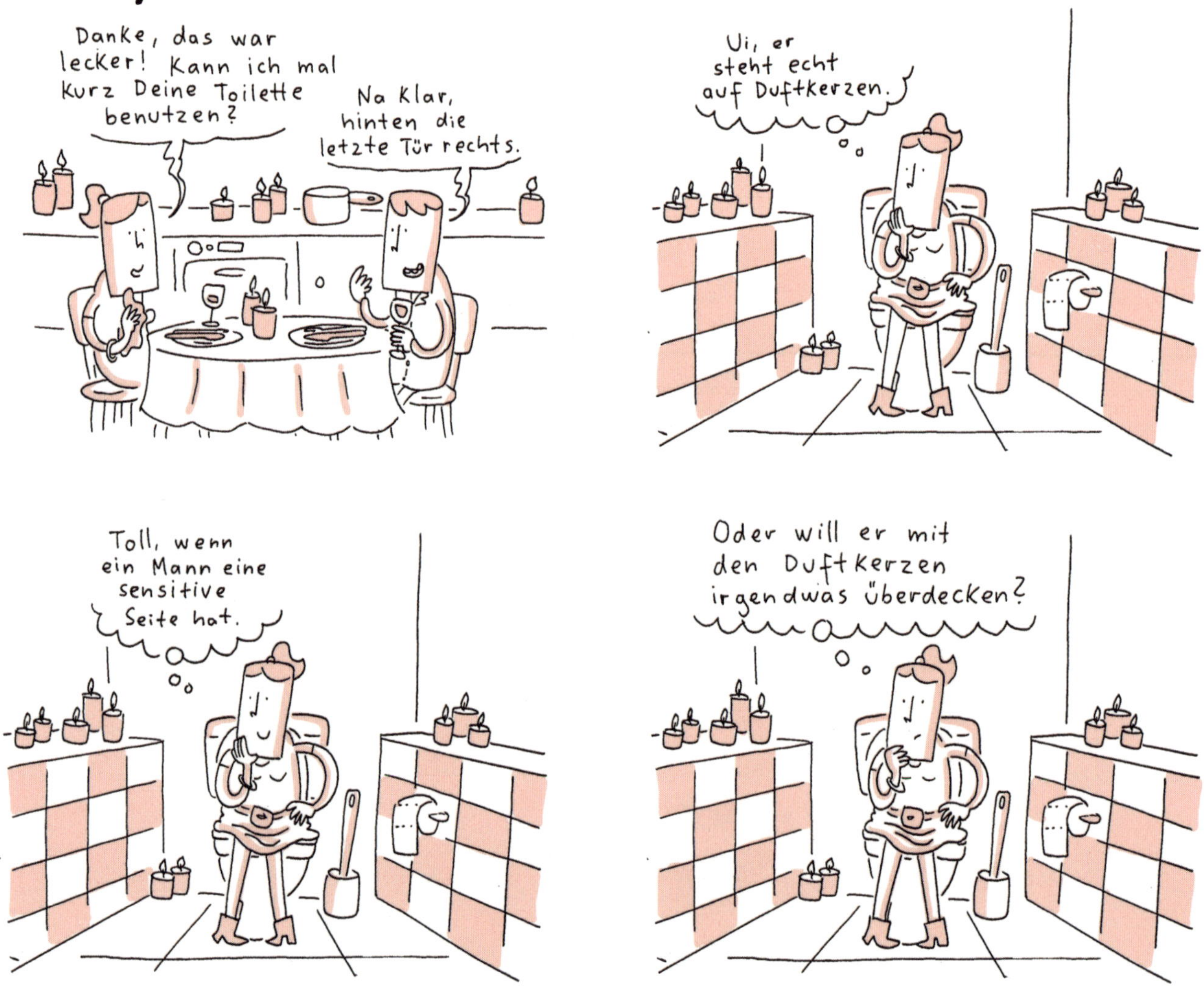
Danke, das war lecker! Kann ich mal kurz Deine Toilette benutzen?
Na klar, hinten die letzte Tür rechts.
Ui, er steht echt auf Duftkerzen.
Toll, wenn ein Mann eine sensitive Seite hat.
Oder will er mit den Duftkerzen irgendwas überdecken?

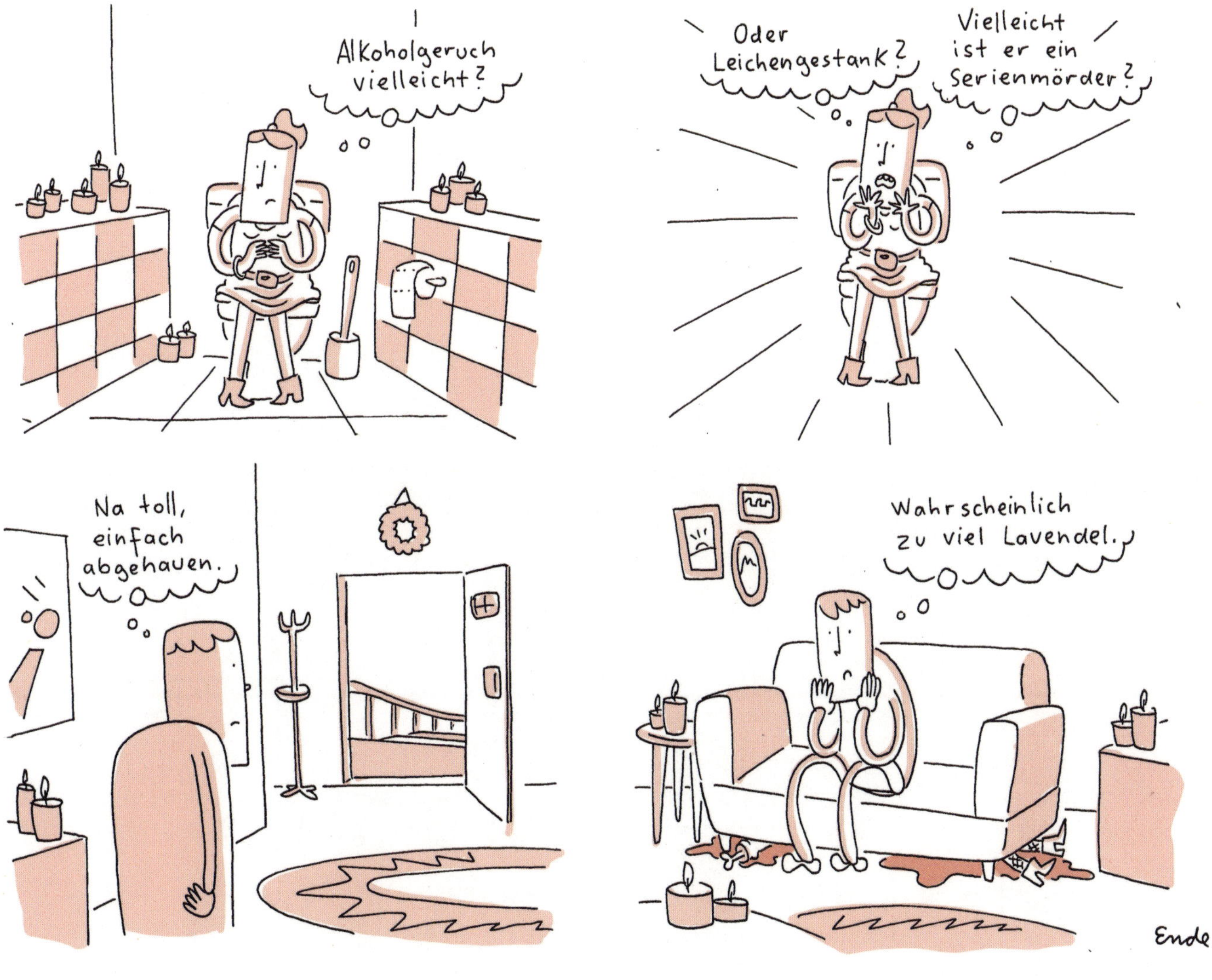
Alkoholgeruch vielleicht?
Oder Leichengestank?
Vielleicht ist er ein Serienmörder?
Na toll, einfach abgehauen.
Wahrscheinlich zu viel Lavendel.
Ende

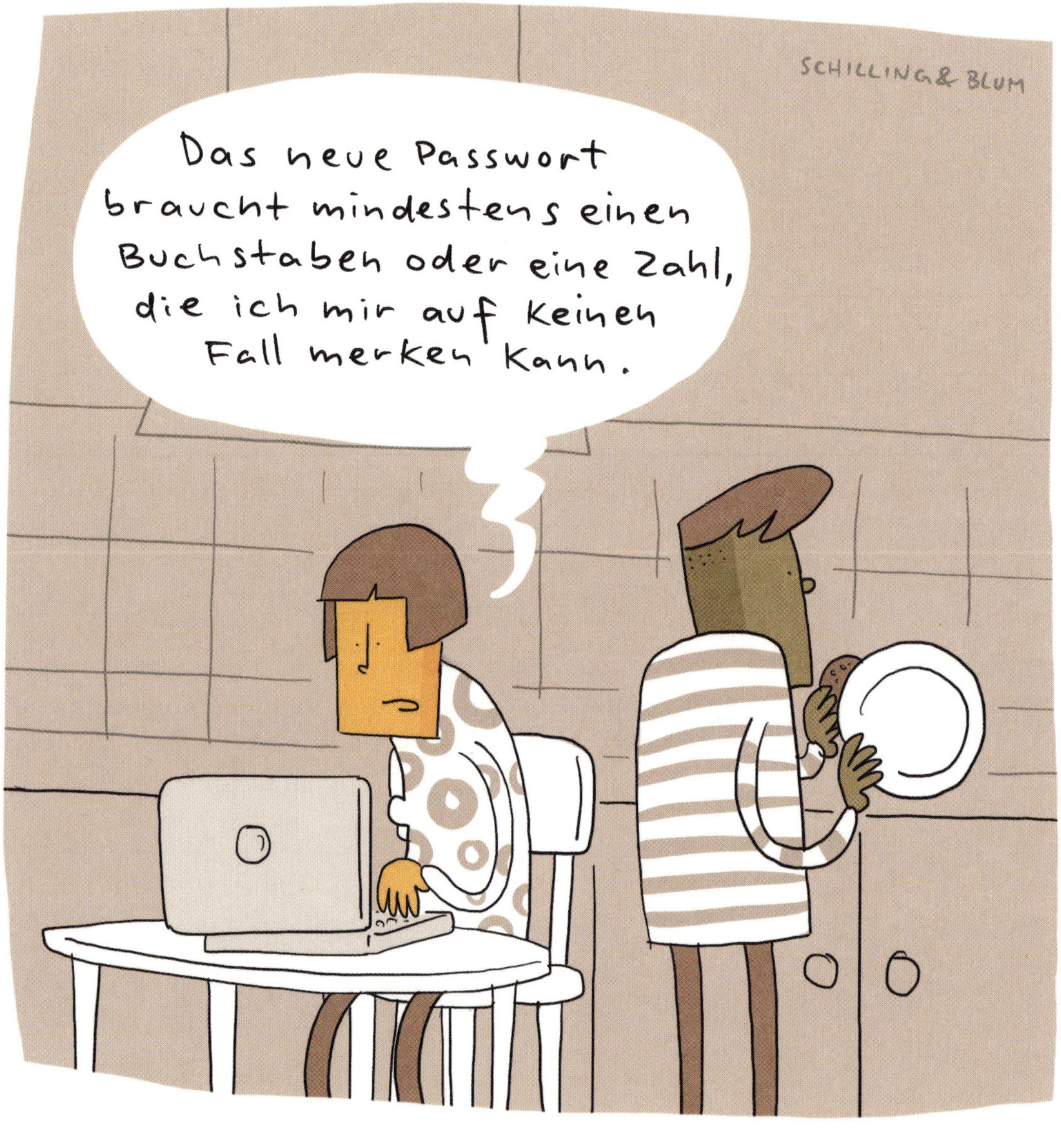
SCHILLING & BLUM
Das neue Passwort braucht mindestens einen Buchstaben oder eine Zahl, die ich mir auf keinen Fall merken kann.

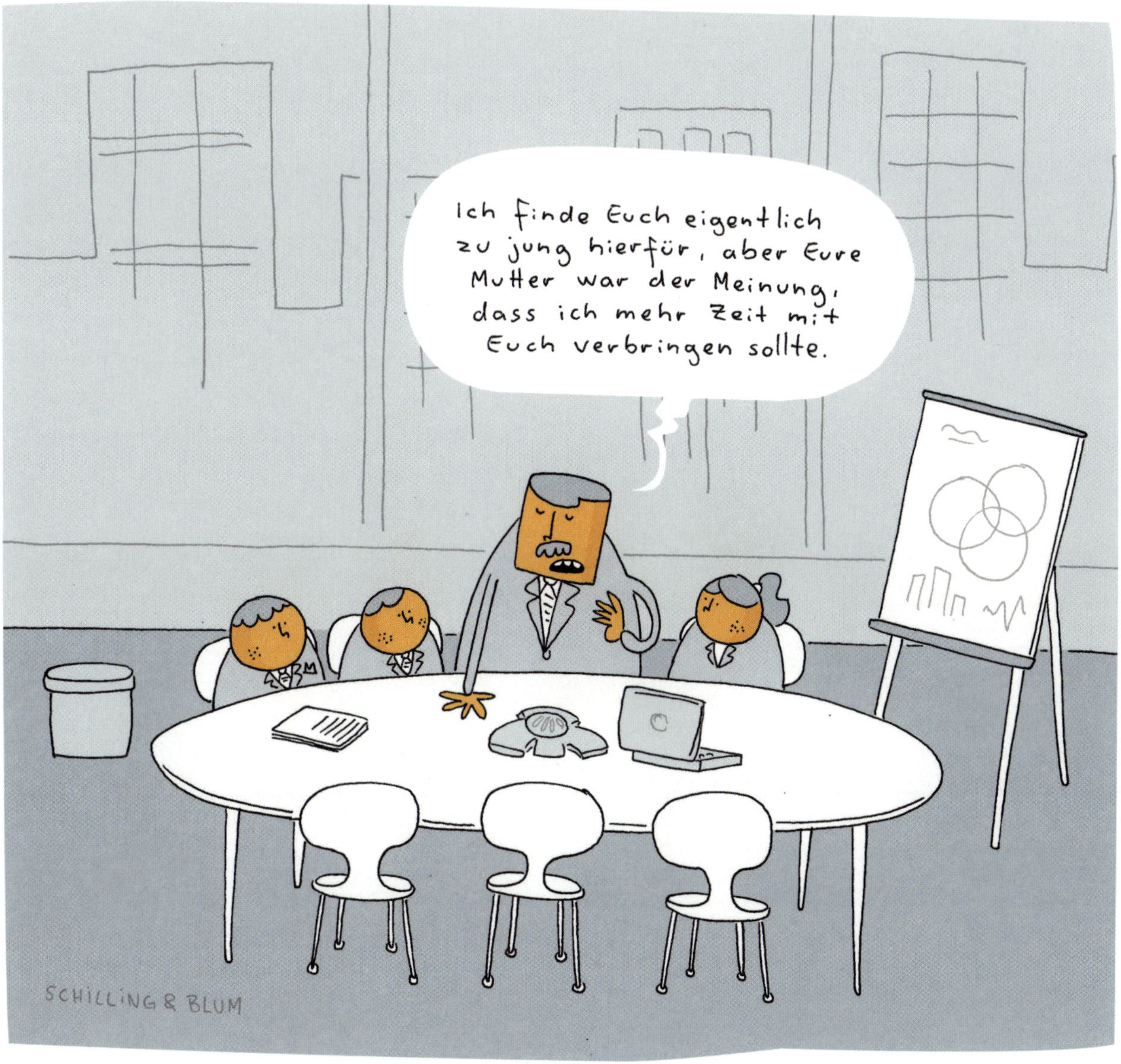
Ich finde Euch eigentlich zu jung hierfür, aber Eure Mutter war der Meinung, dass ich mehr Zeit mit Euch verbringen sollte.
SCHILLING & BLUM

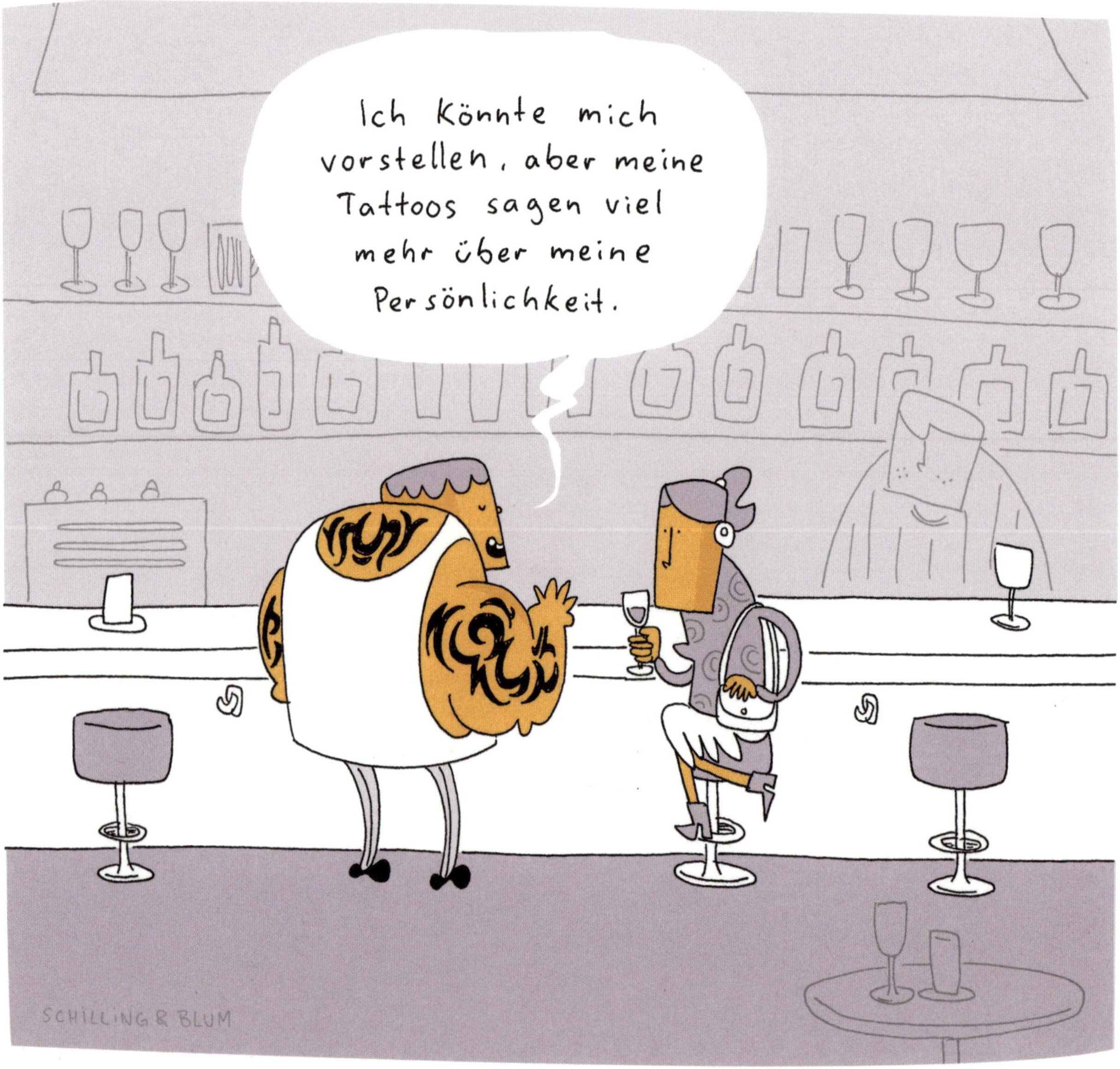
Ich Könnte mich vorstellen, aber meine Tattoos sagen viel mehr über meine Persönlichkeit.
SCHILLING & BLUM

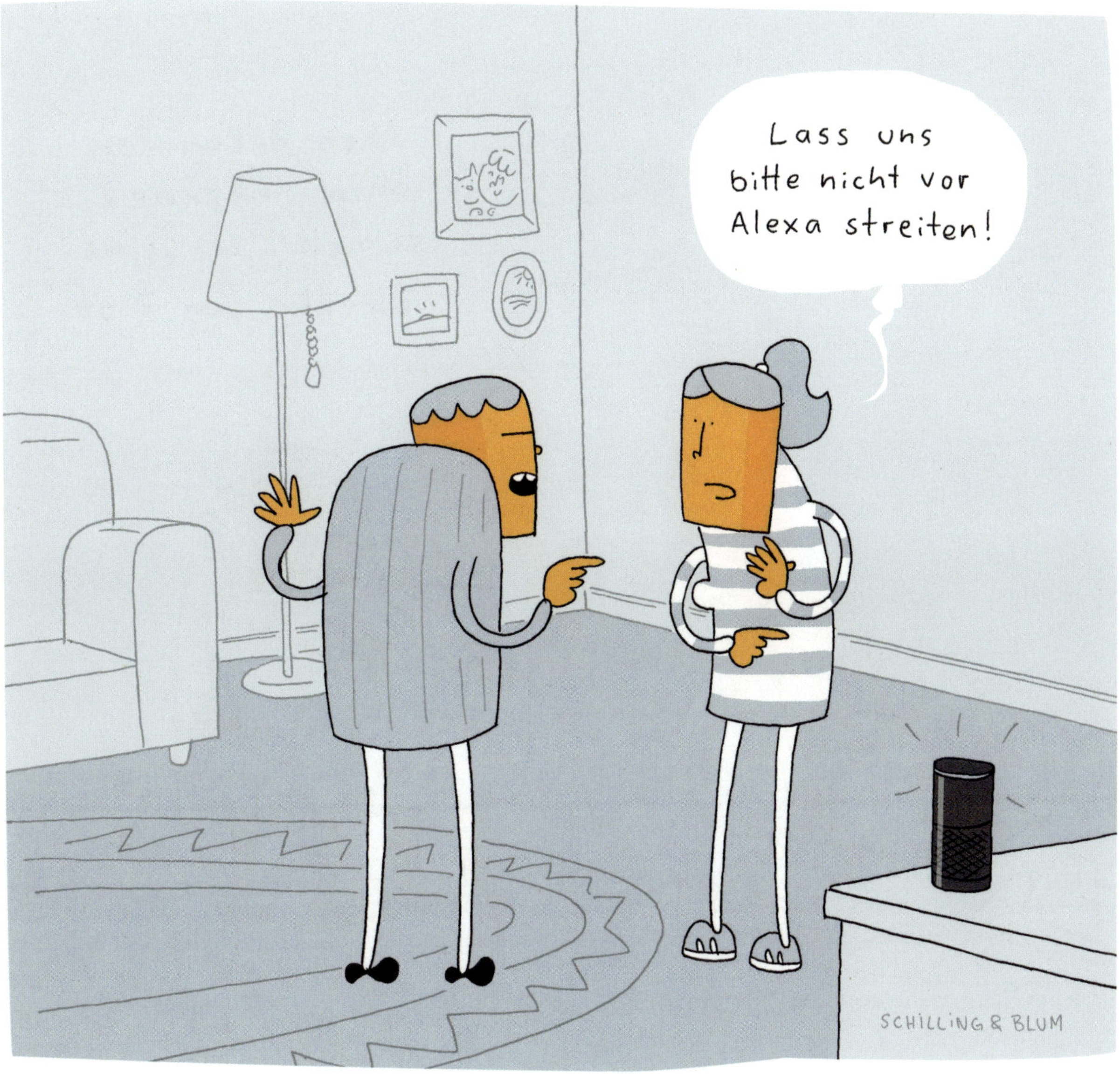
Lass uns bitte nicht vor Alexa streiten!
SCHILLING & BLUM

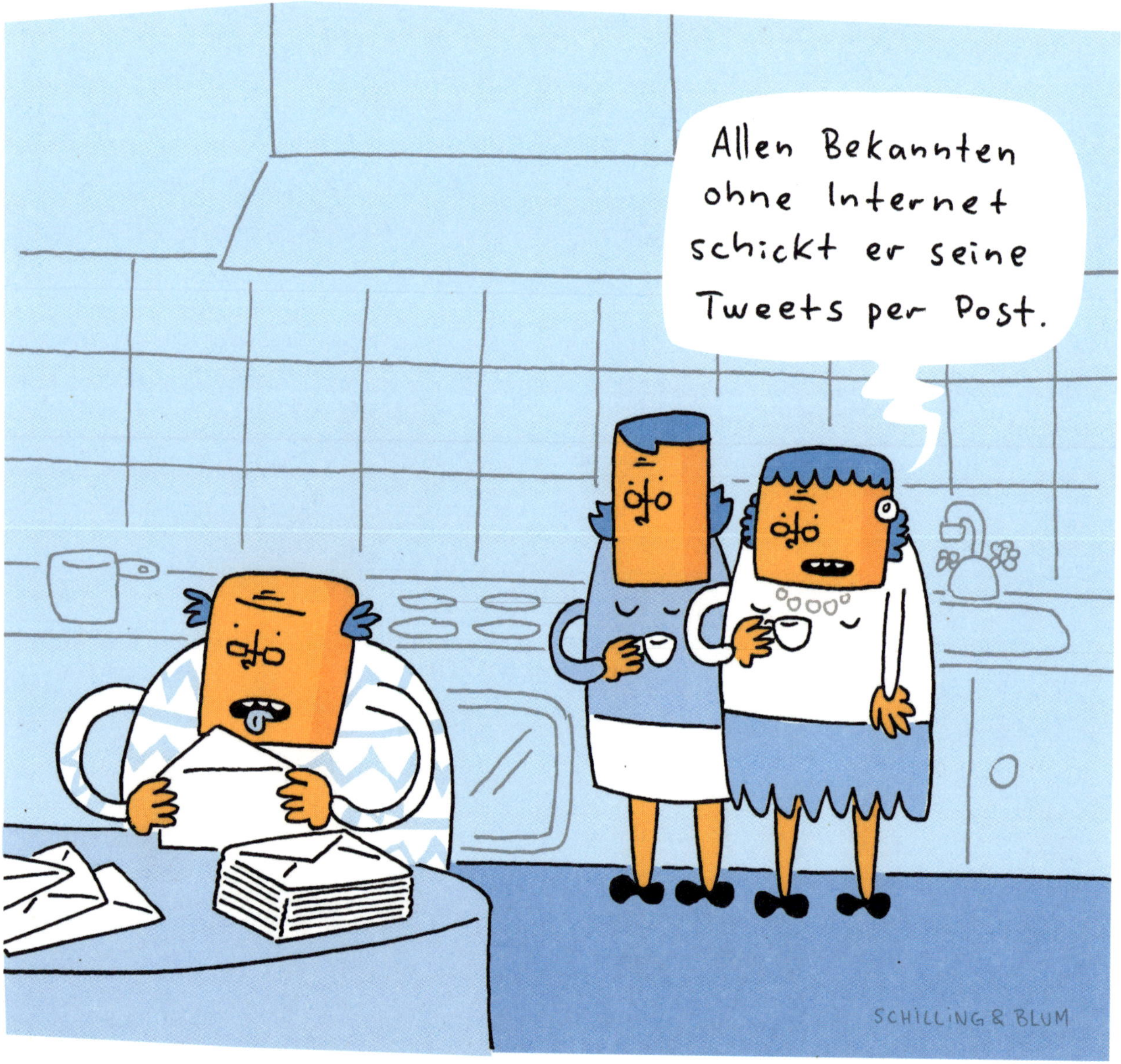
Allen Bekannten ohne Internet schickt er seine Tweets per Post.
SCHILLING & BLUM

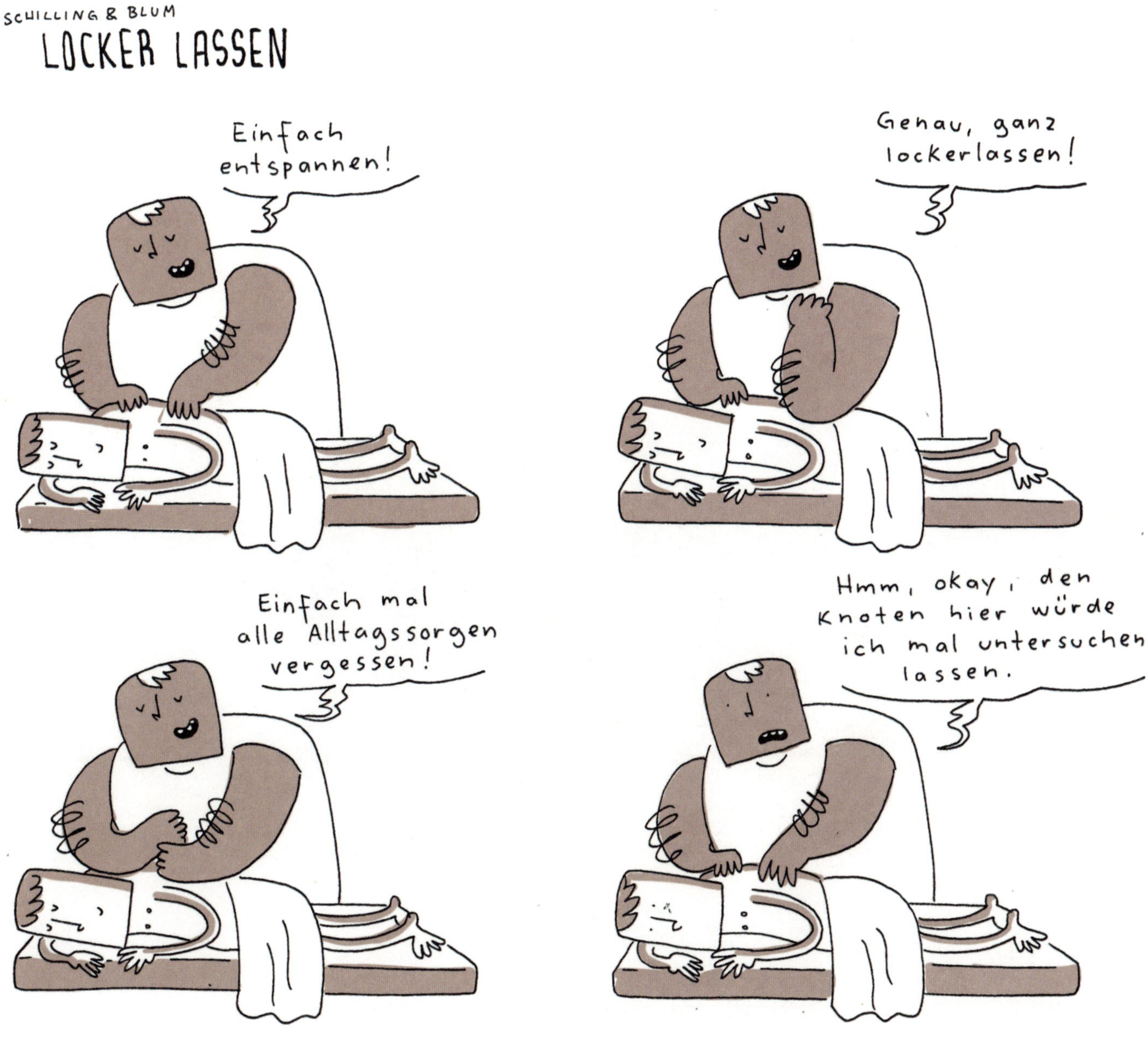
SCHILLING & BLUM
LOCKER LASSEN
Einfach entspannen!
Genau, ganz lockerlassen!
Einfach mal alle Alltagssorgen vergessen!
Hmm, okay, den Knoten hier würde ich mal untersuchen lassen.

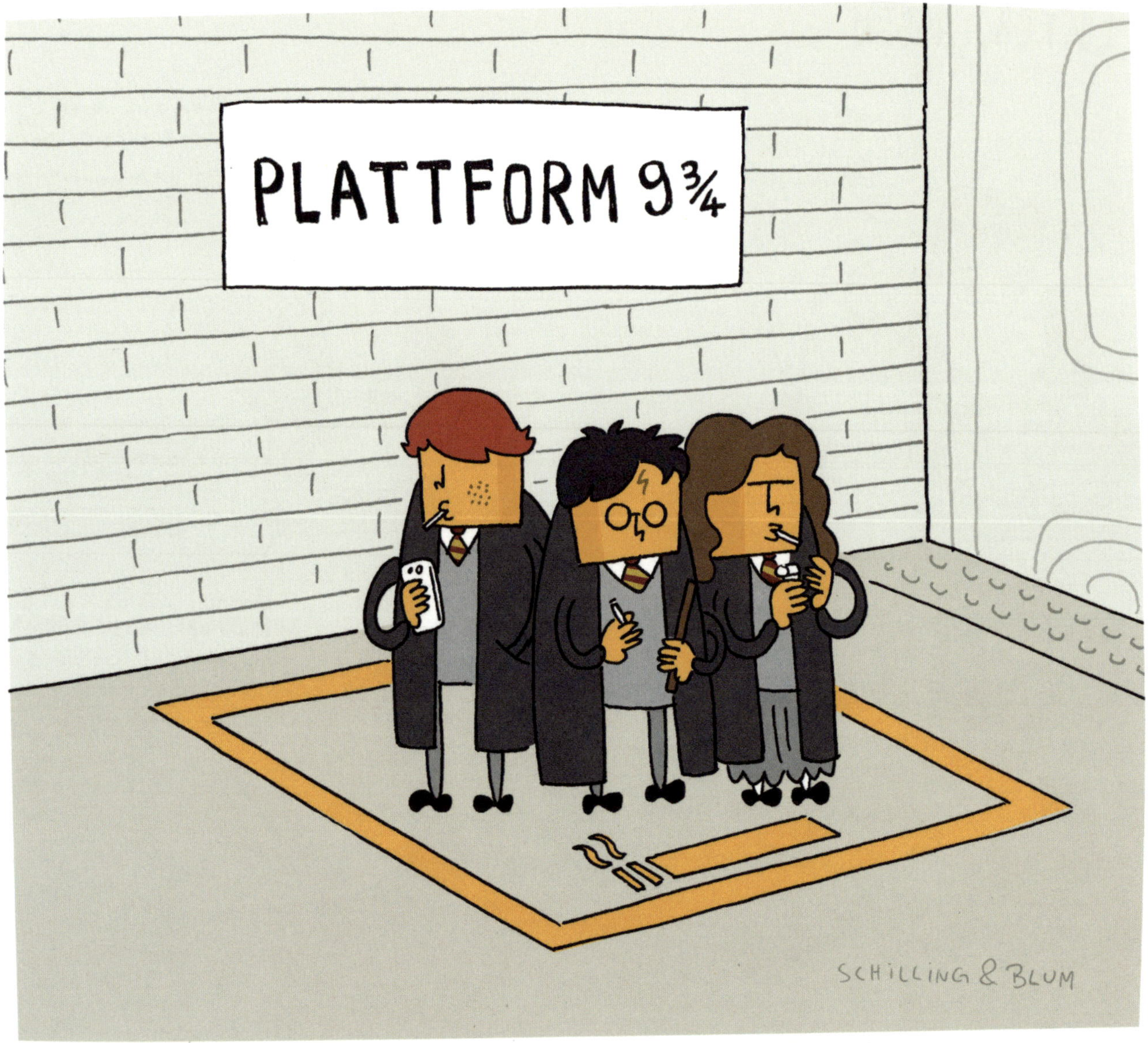
PLATTFORM 9¾
SCHILLING & BLUM

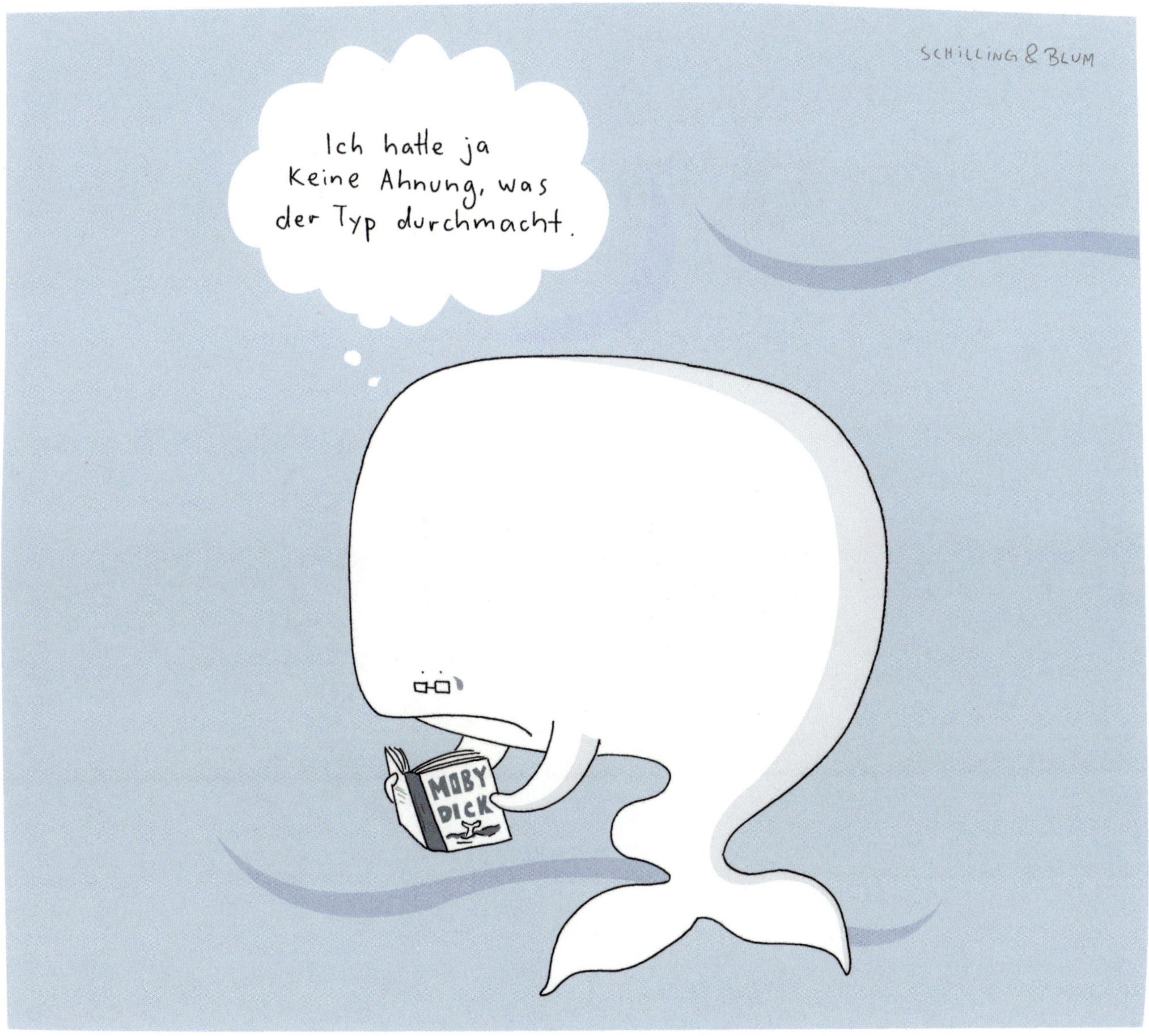
SCHILLING & BLUM
Ich hatte ja keine Ahnung, was der Typ durchmacht.
MOBY DICK

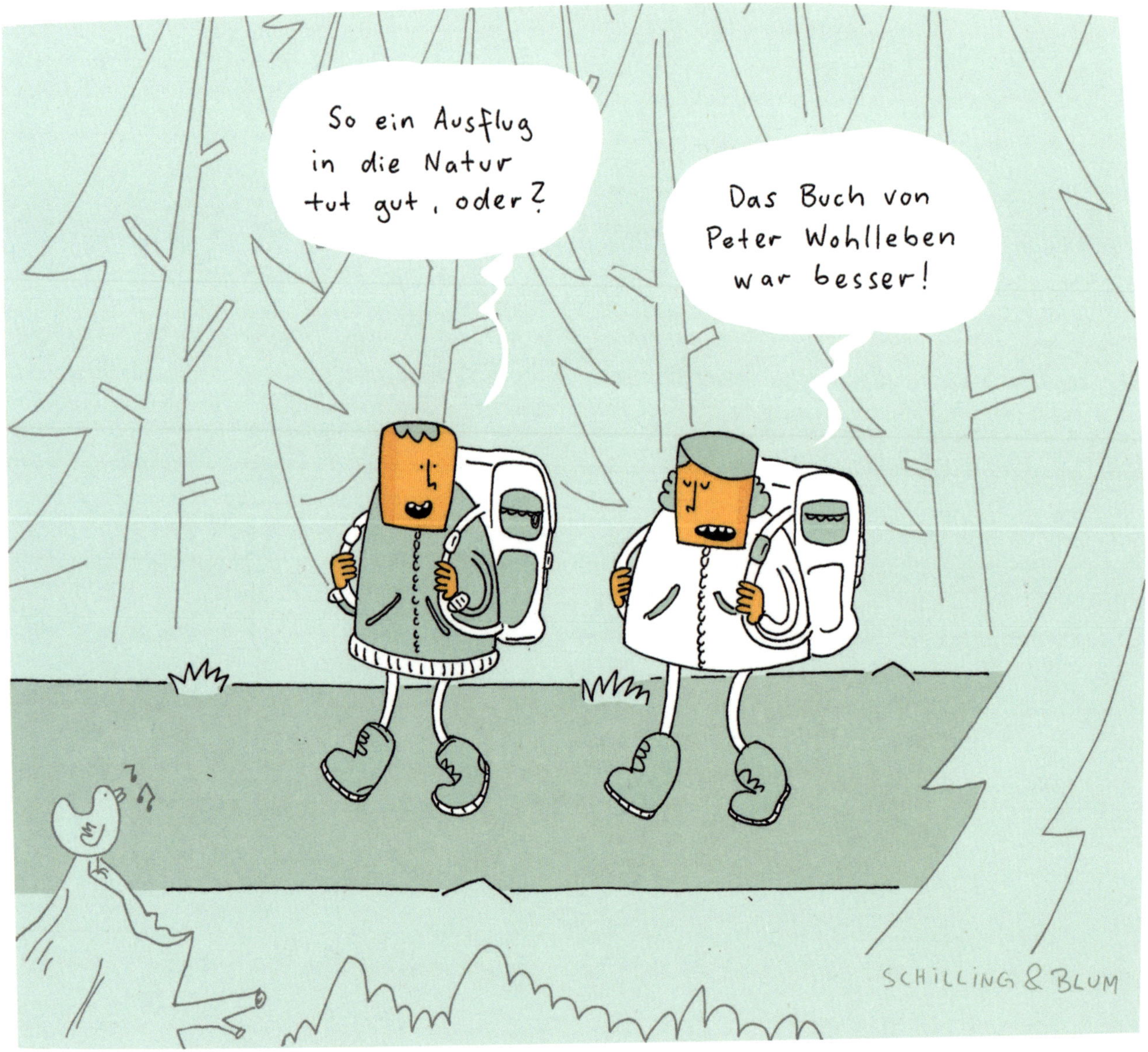
So ein Ausflug in die Natur tut gut, oder?
Das Buch von Peter Wohlleben war besser!
SCHILLING & BLUM

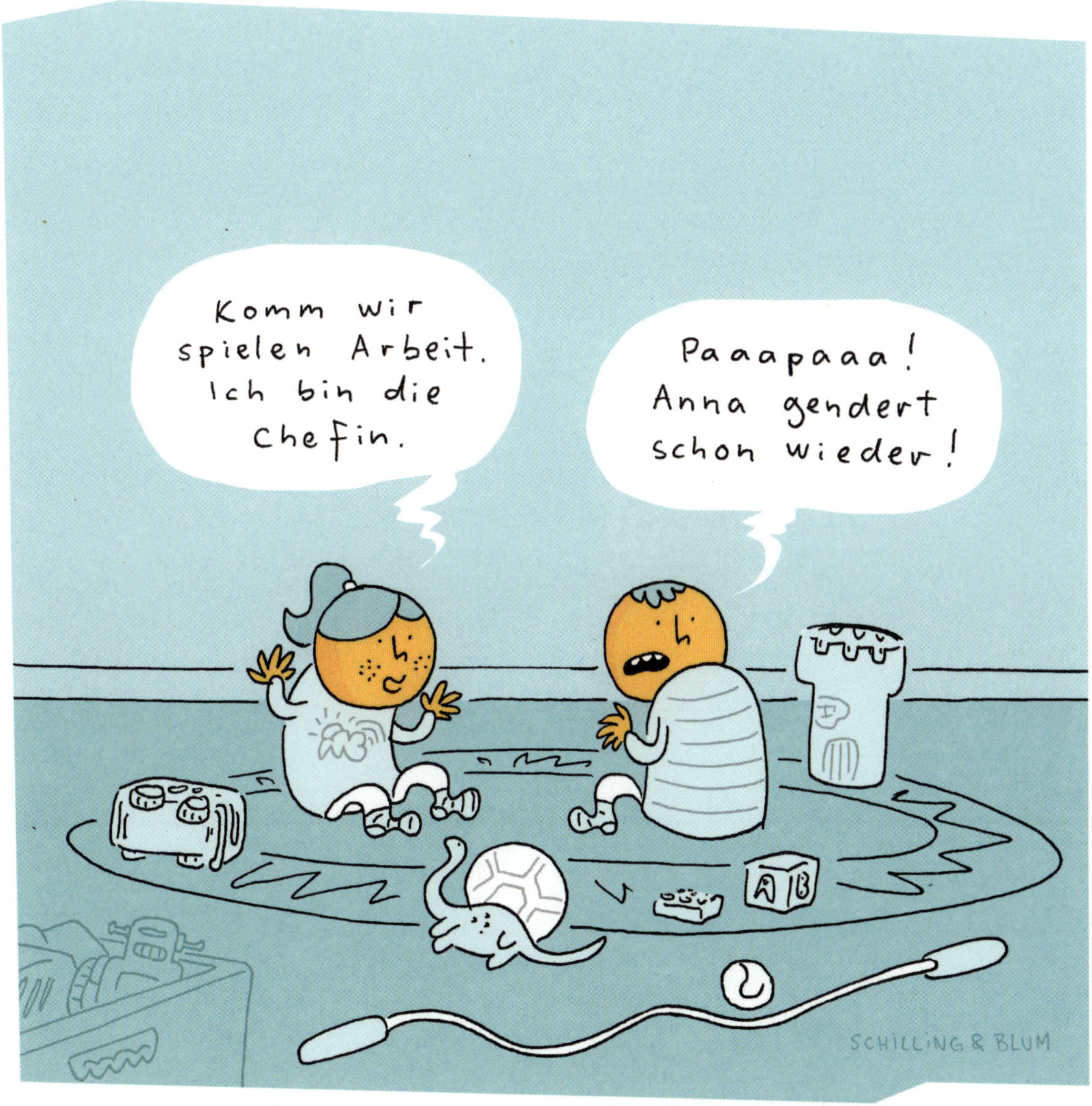
Komm wir spielen Arbeit. Ich bin die Chefin.
Paaapaaa! Anna gendert schon wieder!
SCHILLING & BLUM

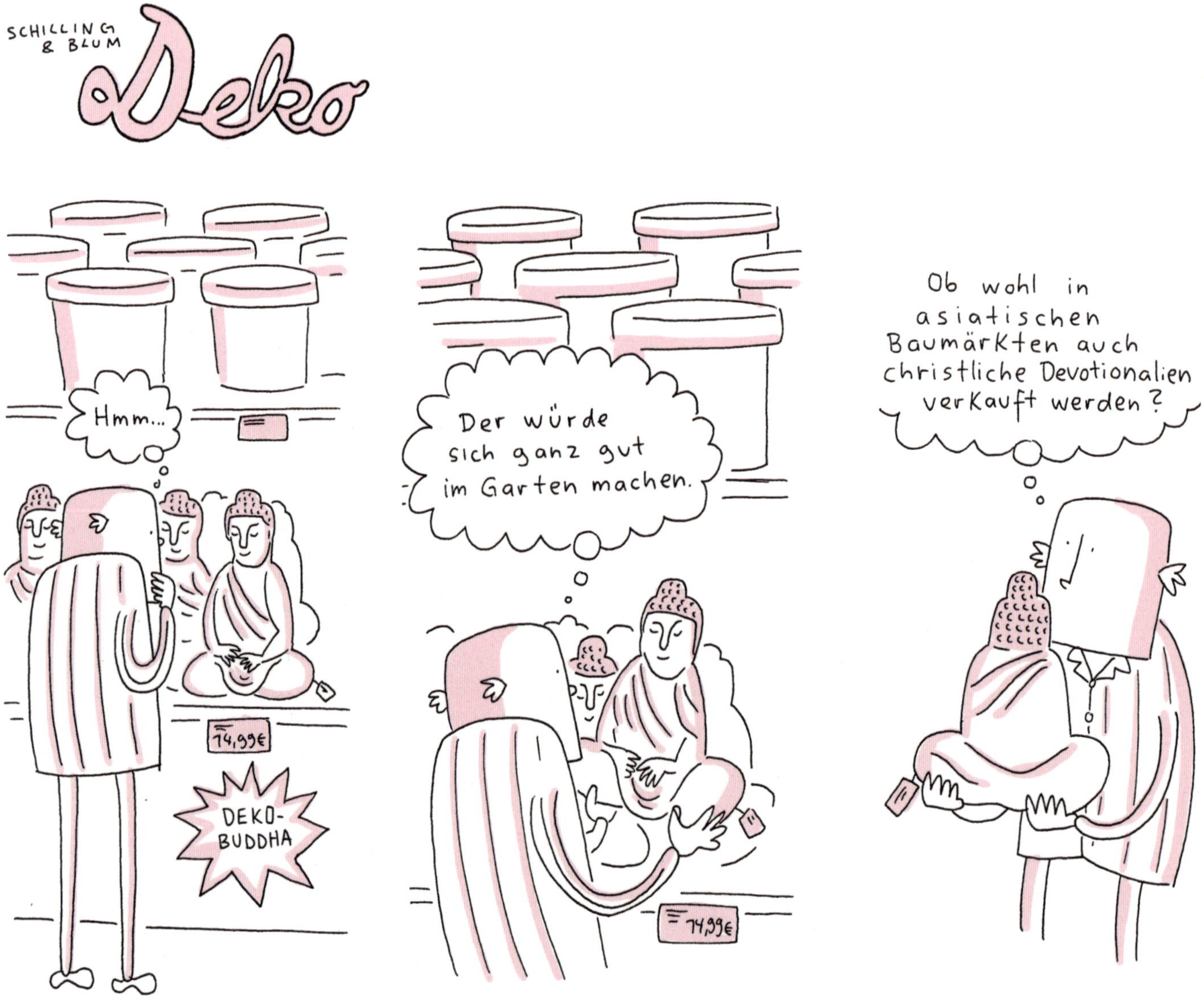

SCHILLING & BLUM
Deko
Hmm...
74,99€
DEKO-BUDDHA
Der würde sich ganz gut im Garten machen.
74,99€
Ob wohl in asiatischen Baumärkten auch christliche Devotionalien verkauft werden?

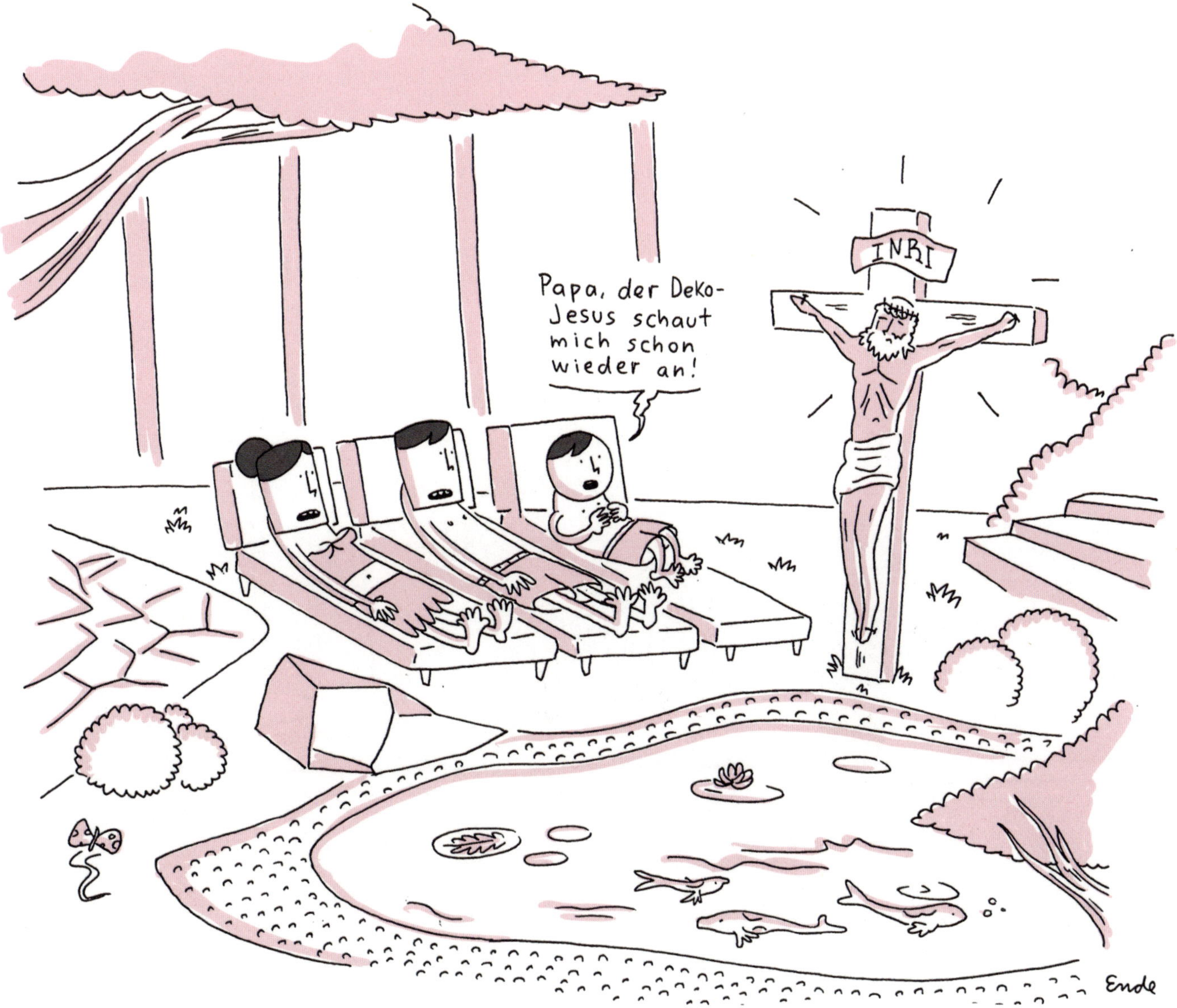
Papa, der Deko-
Jesus schaut
mich schon
wieder an!
INRI
Ende

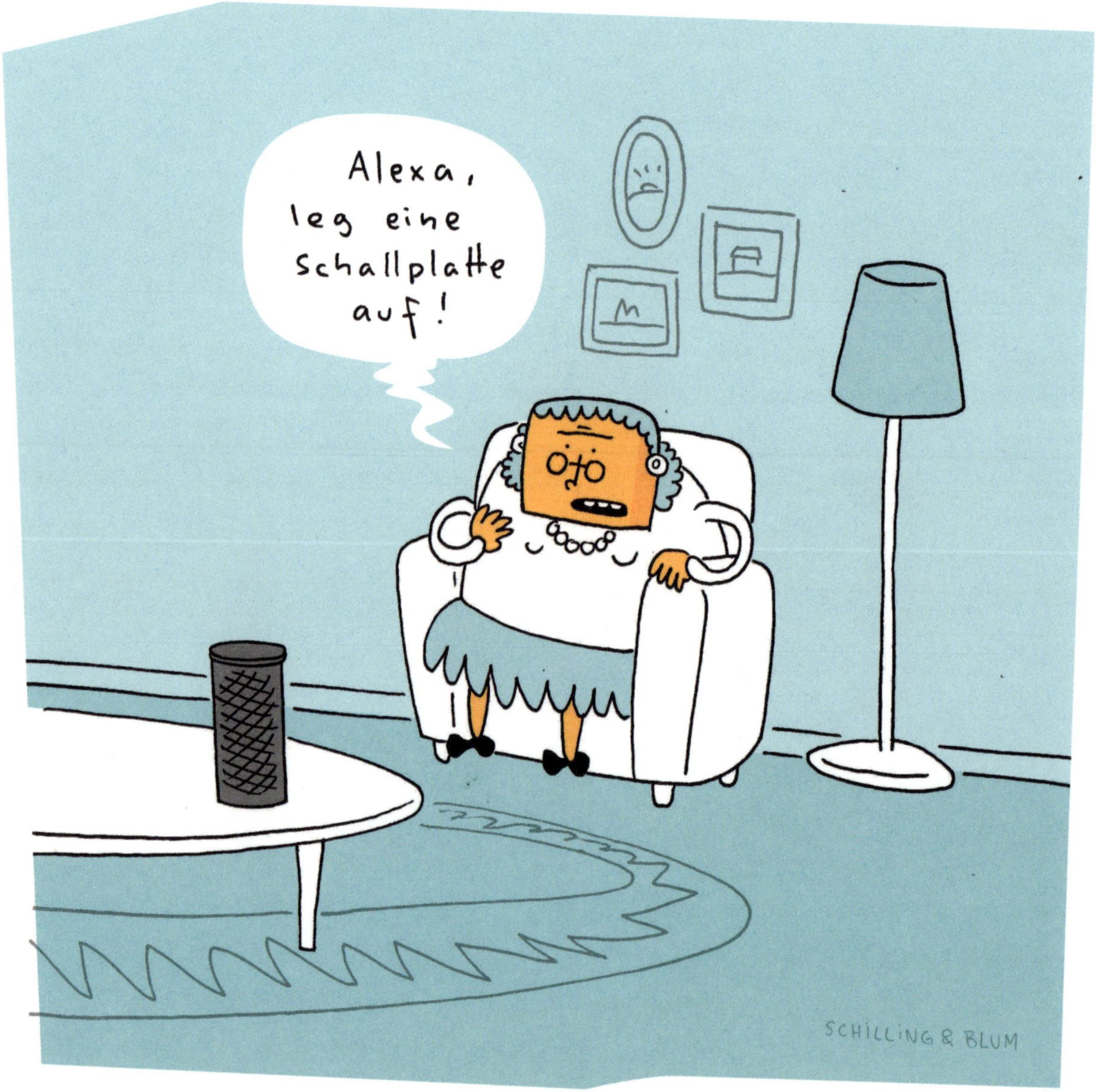
Alexa, leg eine Schallplatte auf!
SCHILLING & BLUM

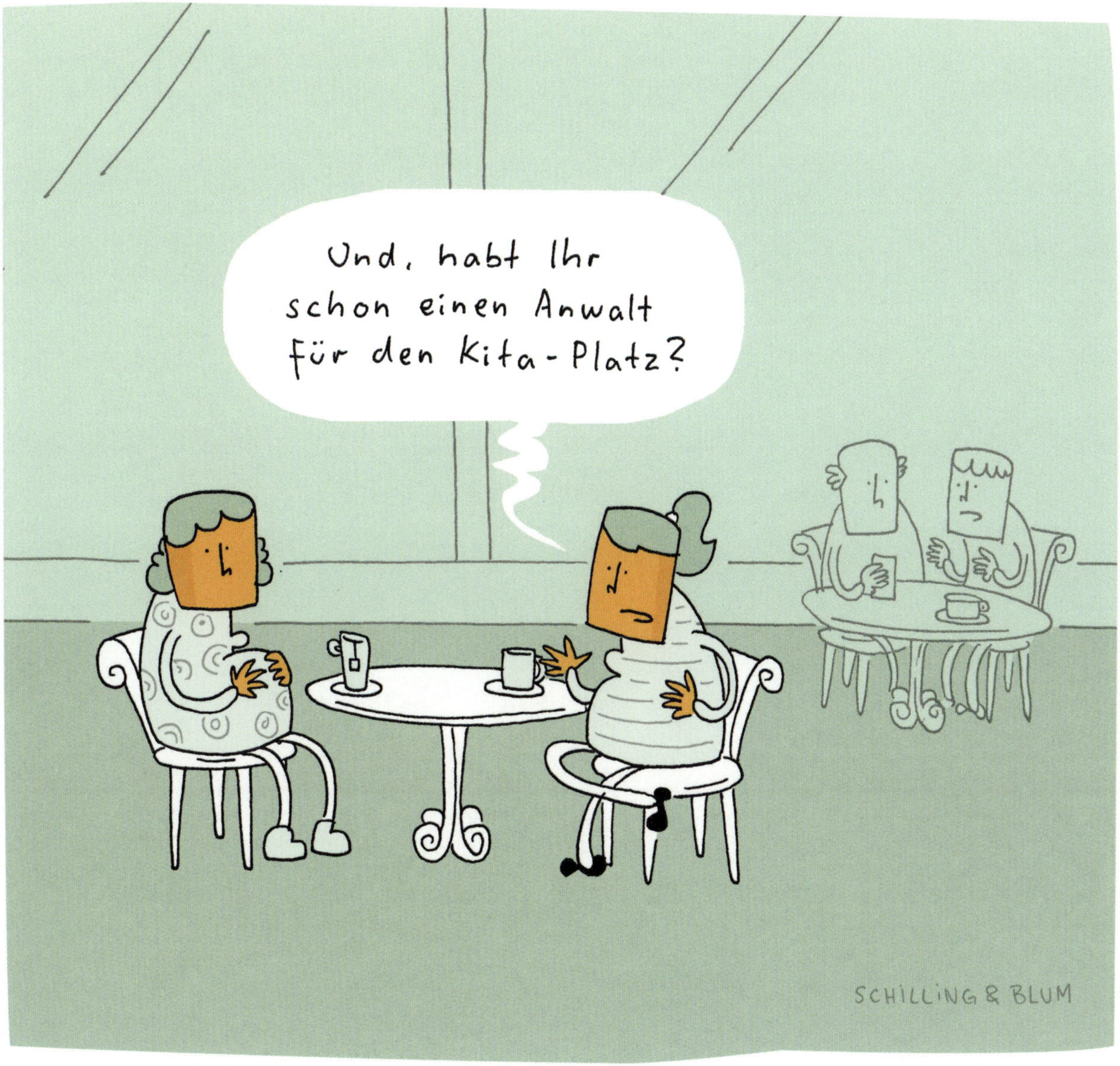
Und, habt Ihr schon einen Anwalt für den Kita-Platz?
SCHILLING & BLUM

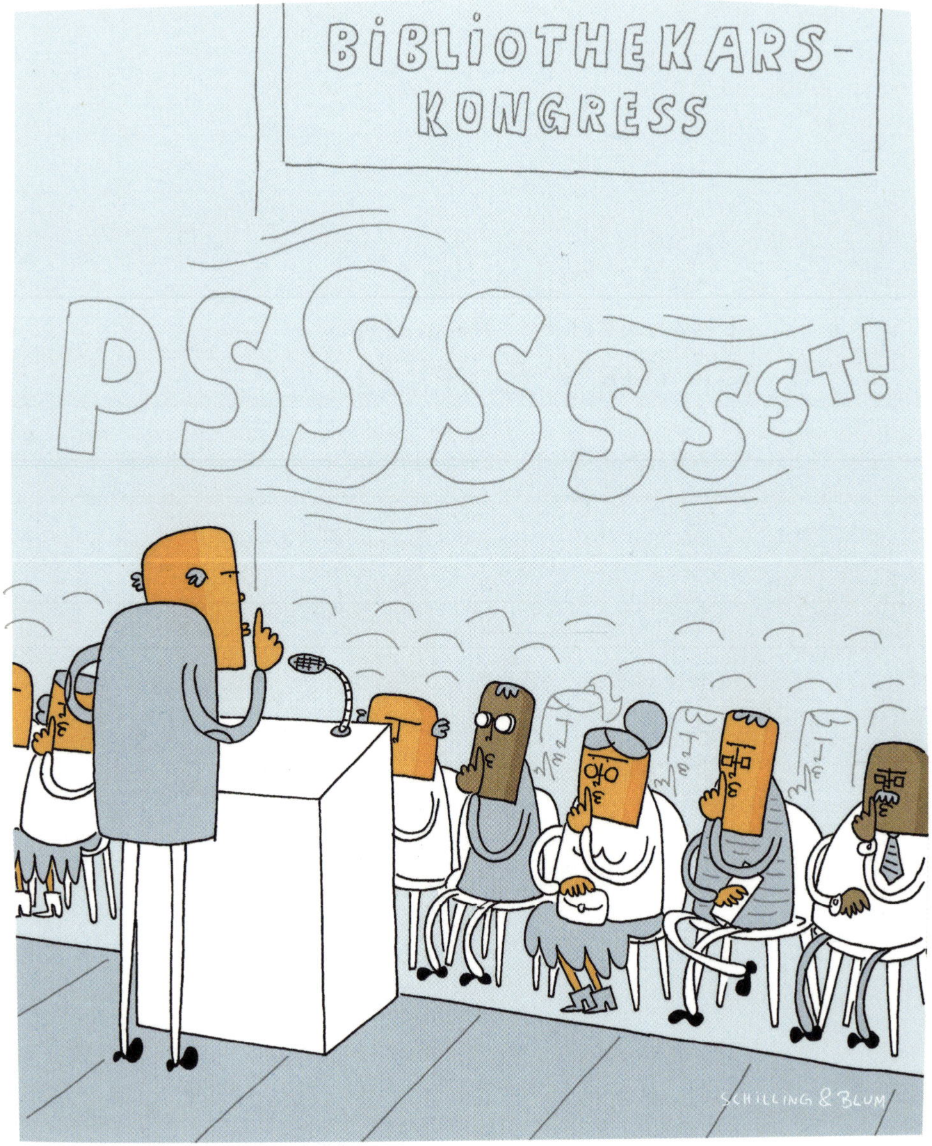
BIBLIOTHEKARS-
KONGRESS
PSSSSSST!
SCHILLING & BLUM

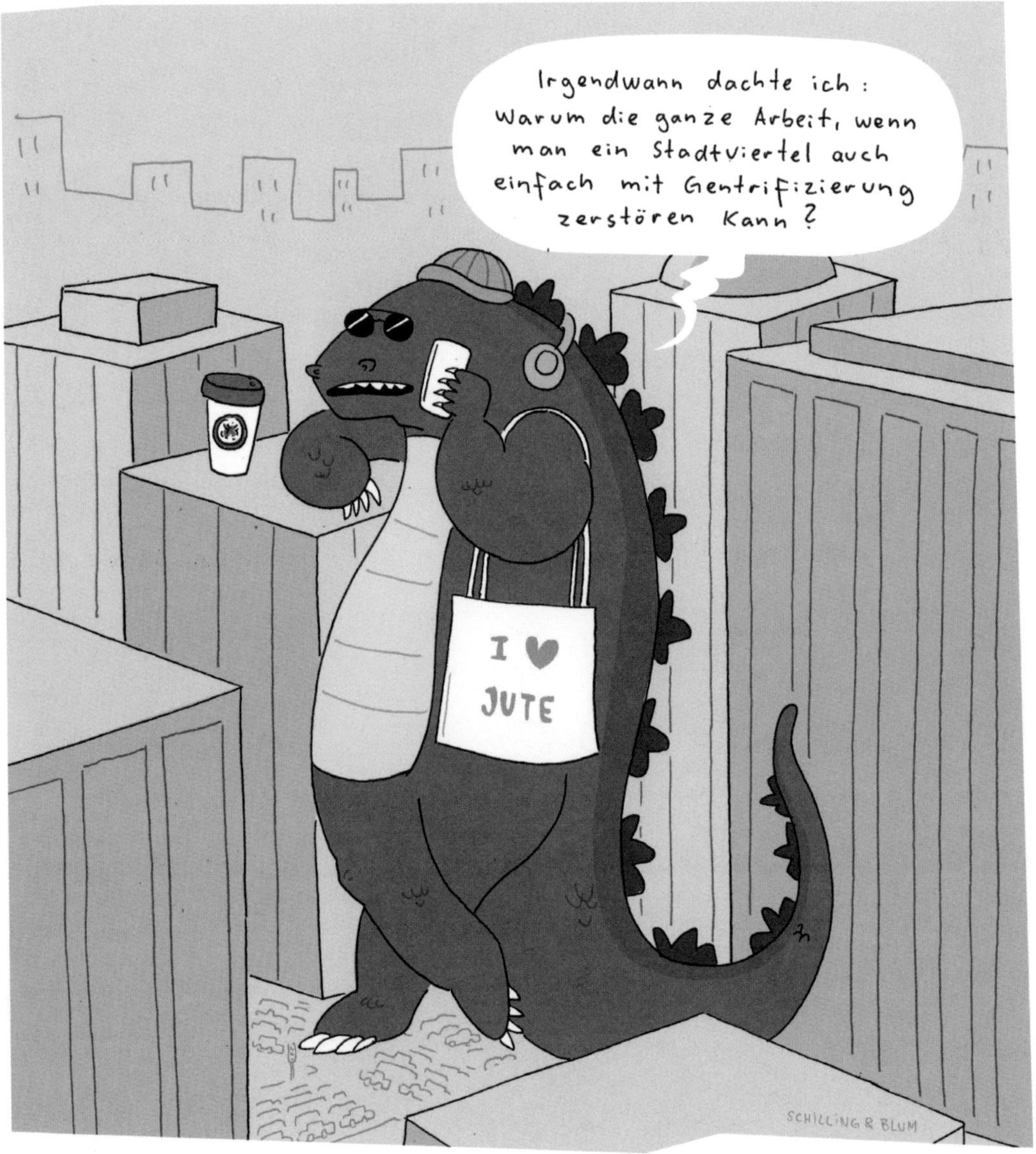
Irgendwann dachte ich: Warum die ganze Arbeit, wenn man ein Stadtviertel auch einfach mit Gentrifizierung zerstören Kann?
I ♥ JUTE
SCHILLING & BLUM

SCHILLING & BLUM

# DEUTSCHES YOGA

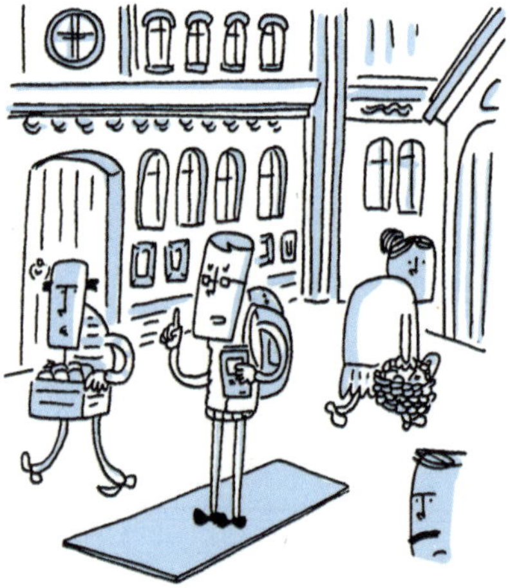

Der herabschauende Besserwisser

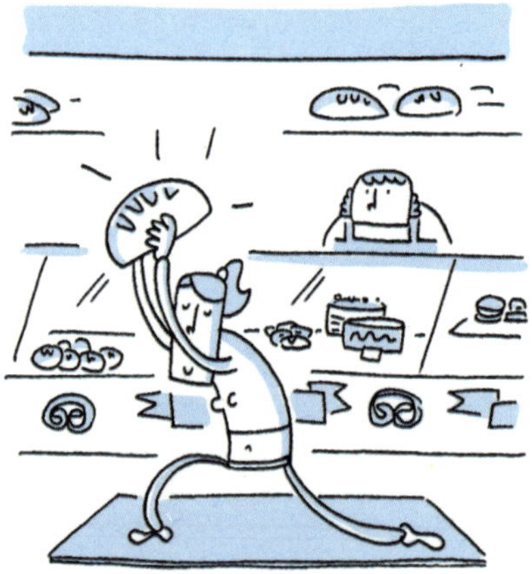

Die Das-gute-deutsche Brot-Stellung

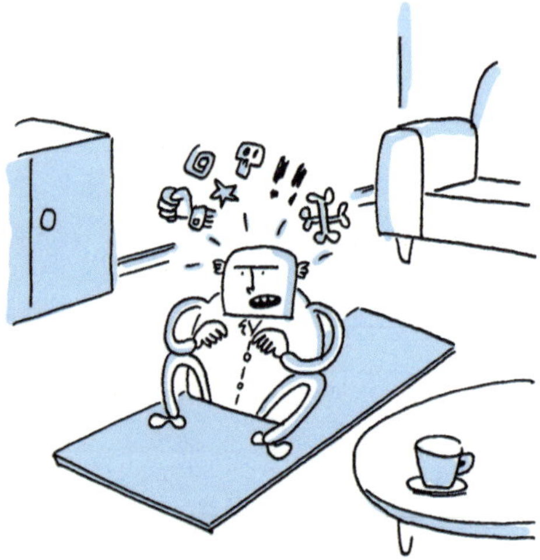

Der Autobahn-Krieger

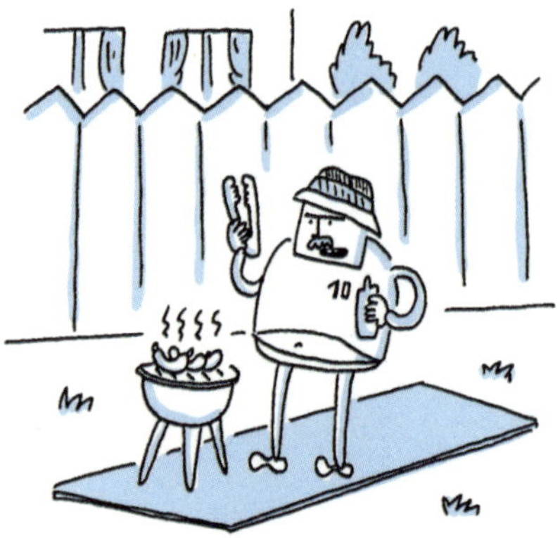

Die Das-wird-man-doch-wohl-noch-sagen-dürfen-Stellung

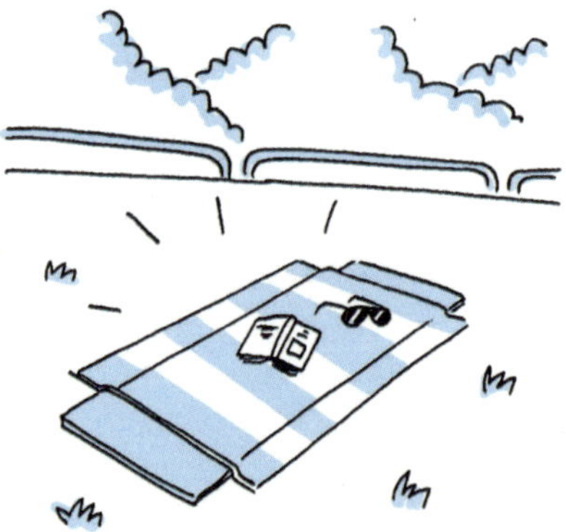

Der Urlauber

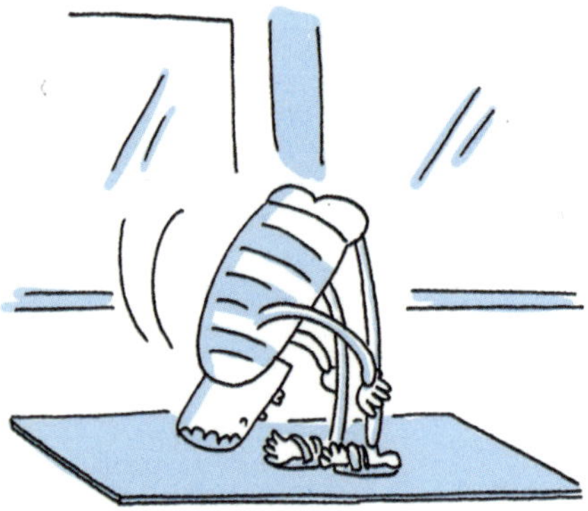

Der Birkenstock-Gruß

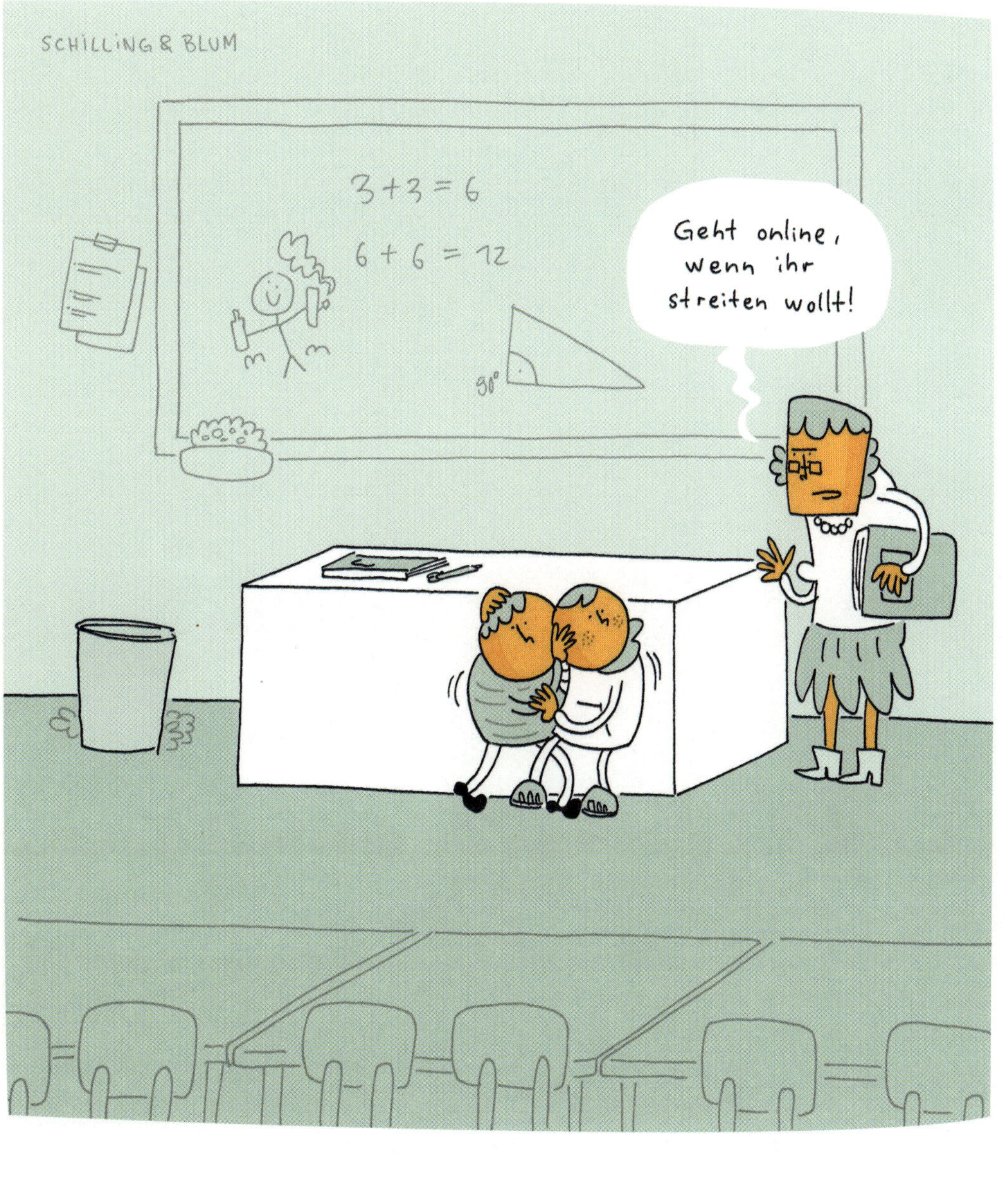
SCHILLING & BLUM
3+3=6
6+6=12
90°
Geht online, wenn ihr streiten wollt!

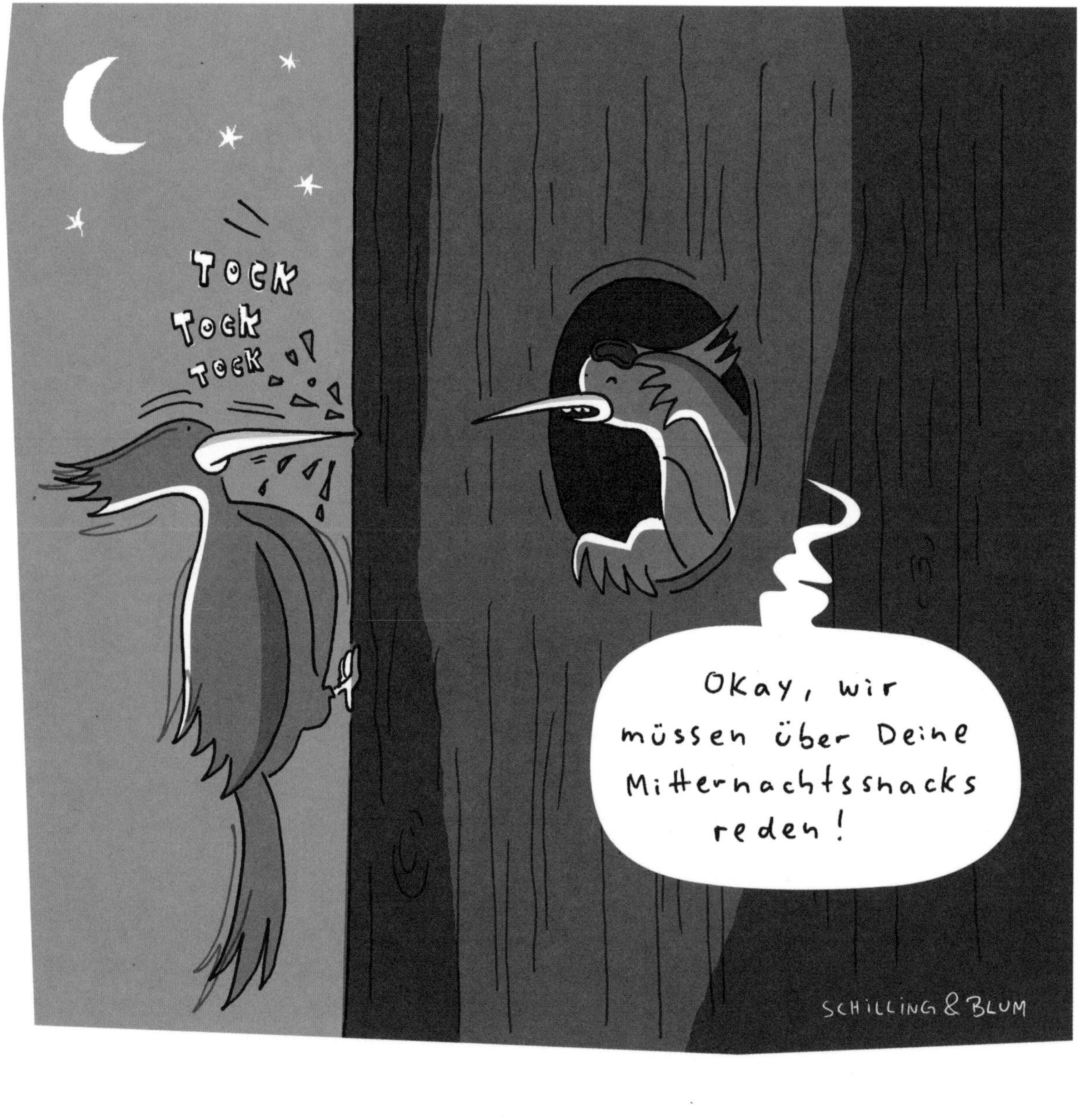
TOCK
TOCK
TOCK
Okay, wir müssen über Deine Mitternachtssnacks reden!
SCHILLING & BLUM

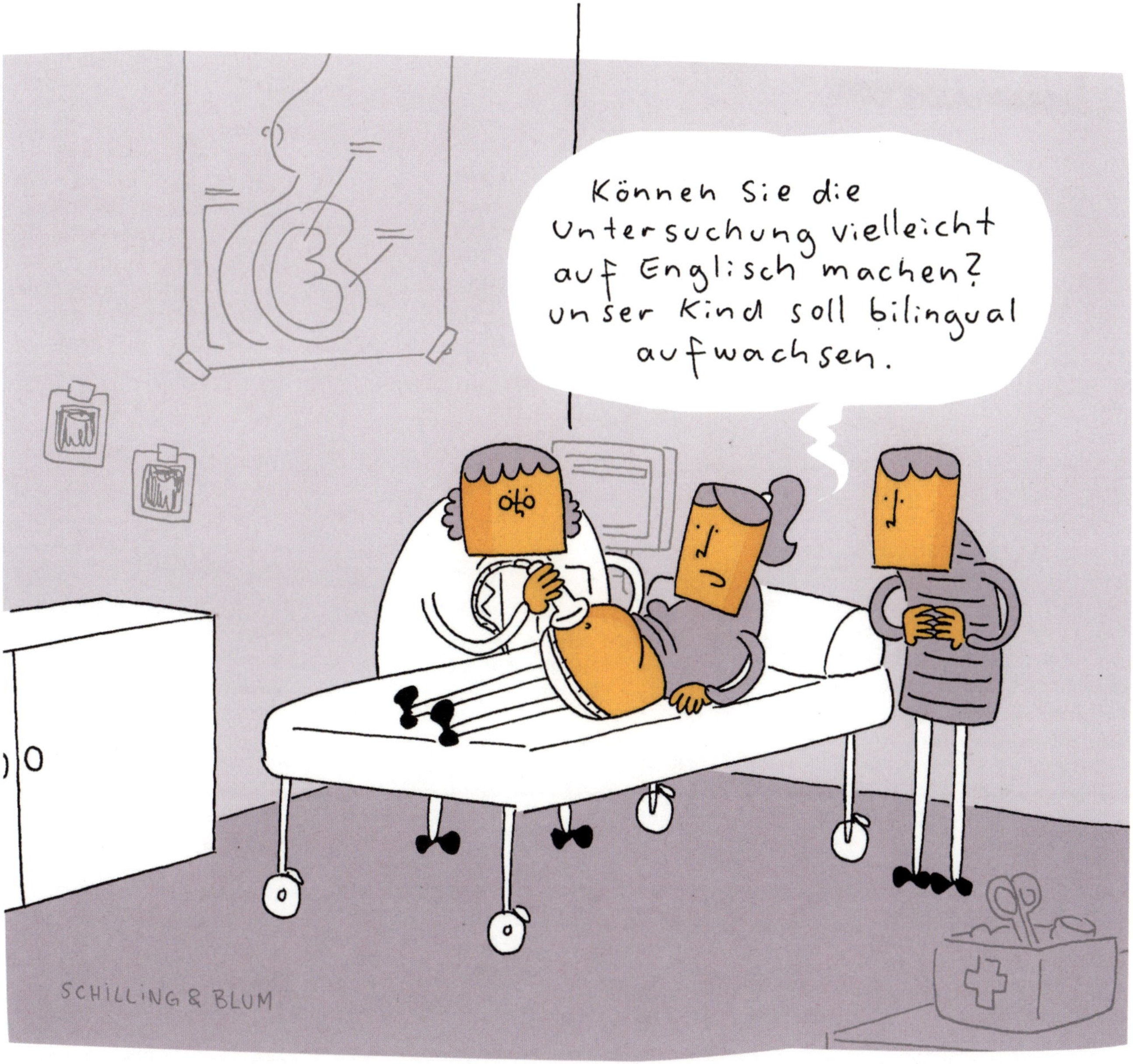
Können Sie die Untersuchung vielleicht auf Englisch machen? unser Kind soll bilingual aufwachsen.
SCHILLING & BLUM

# Saunieren

SCHILLING & BLUM

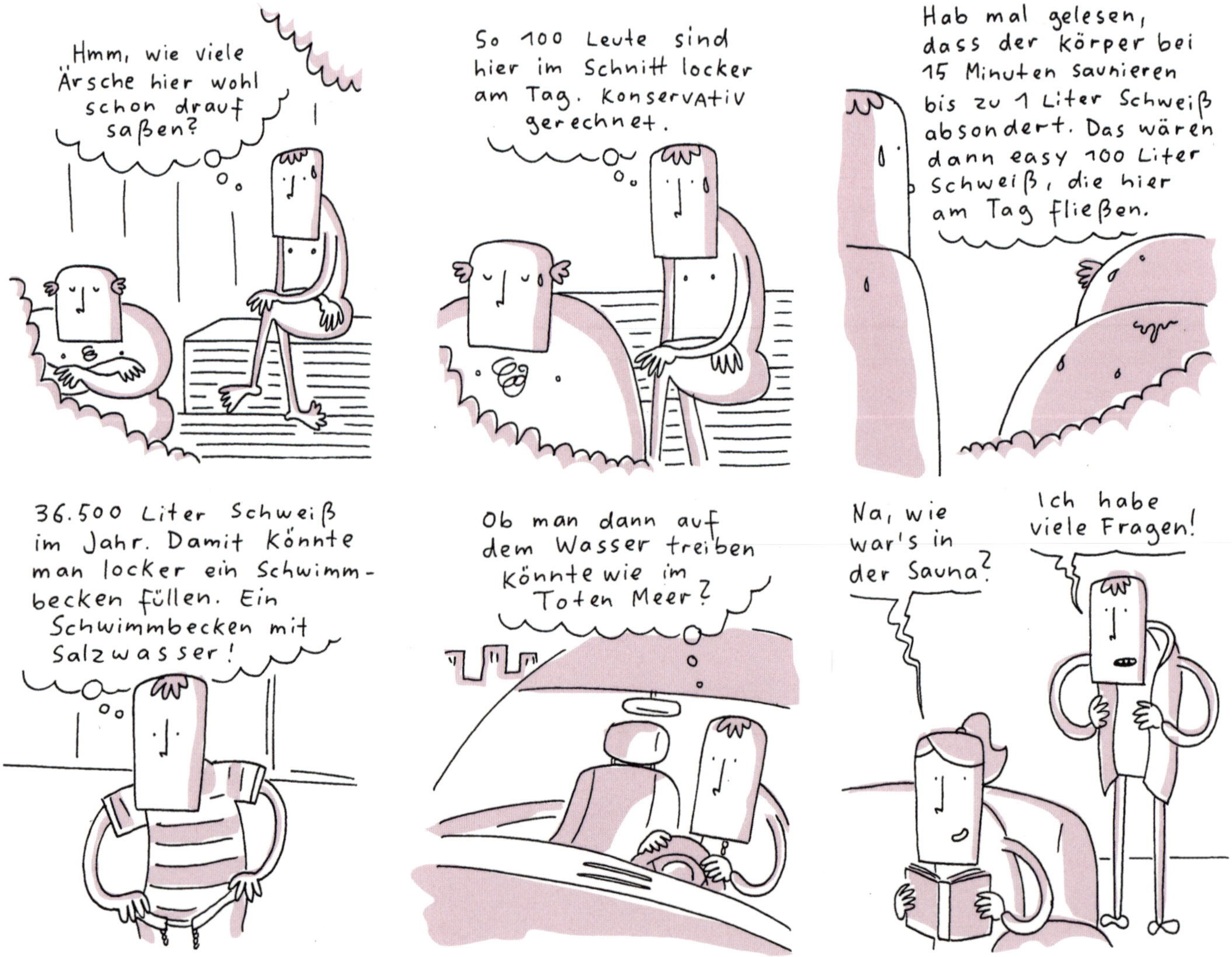

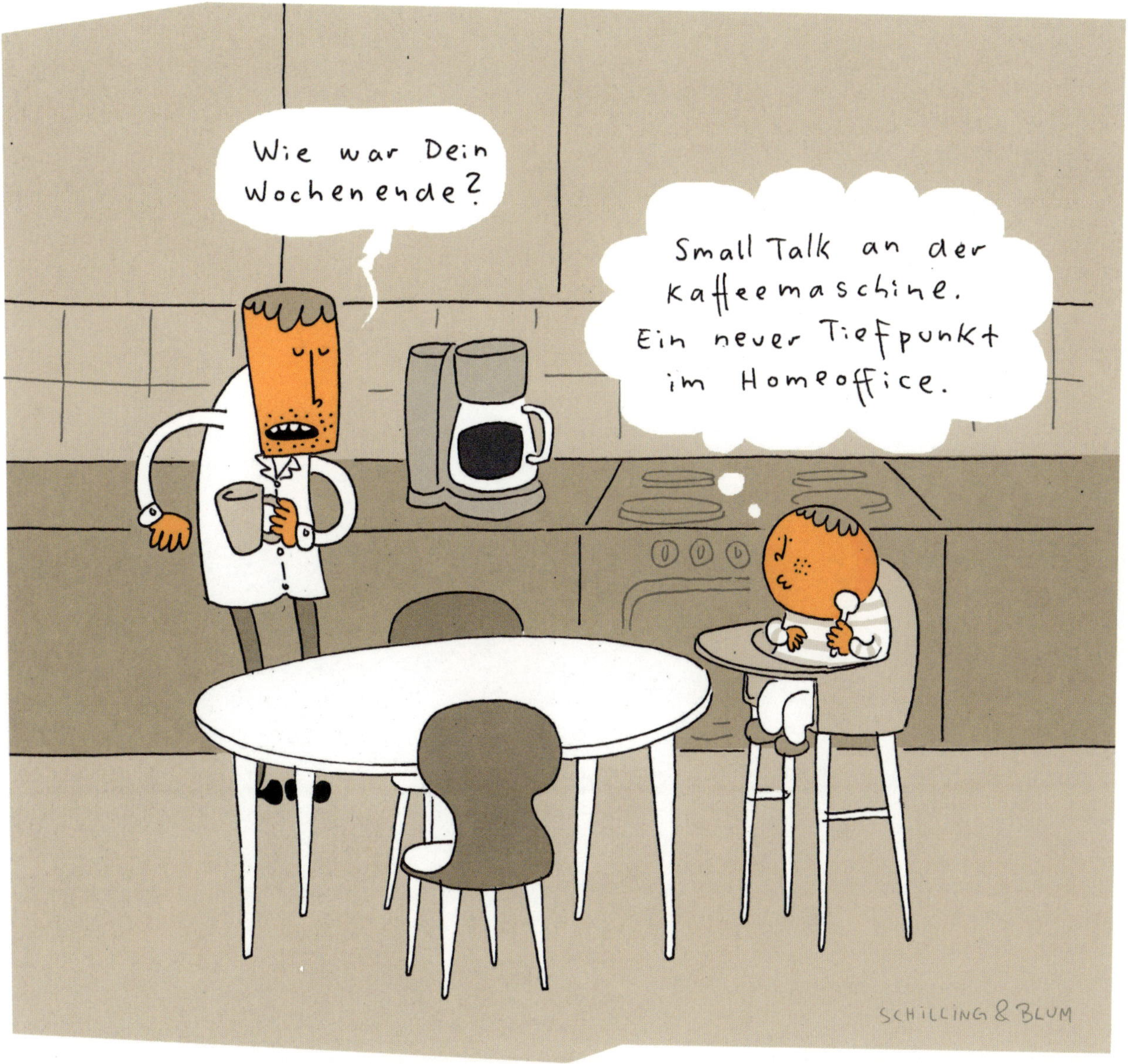
Wie war Dein Wochenende?
Small Talk an der Kaffeemaschine. Ein neuer Tiefpunkt im Homeoffice.
SCHILLING & BLUM

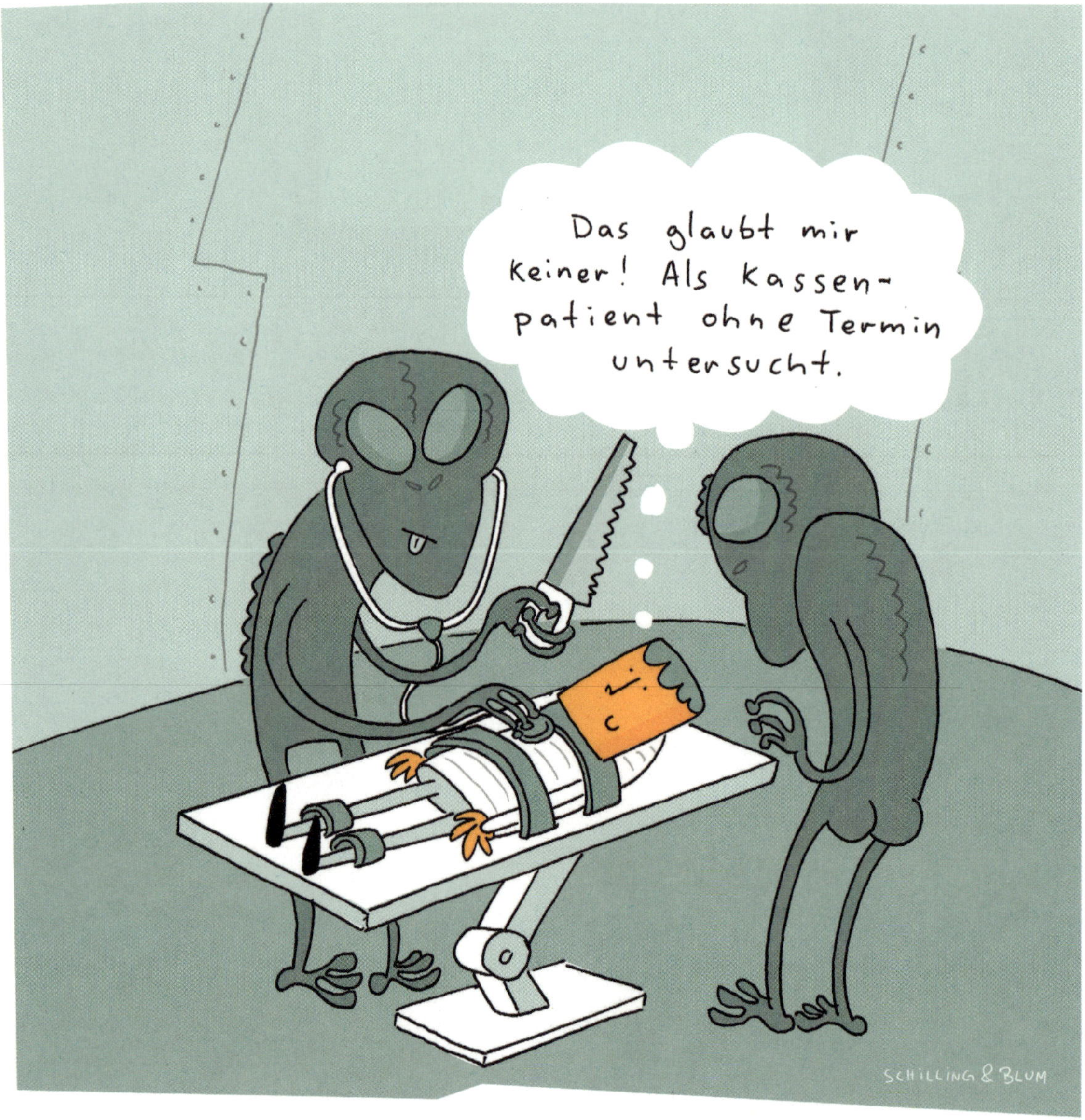
Das glaubt mir keiner! Als Kassen-
patient ohne Termin untersucht.
SCHILLING & BLUM

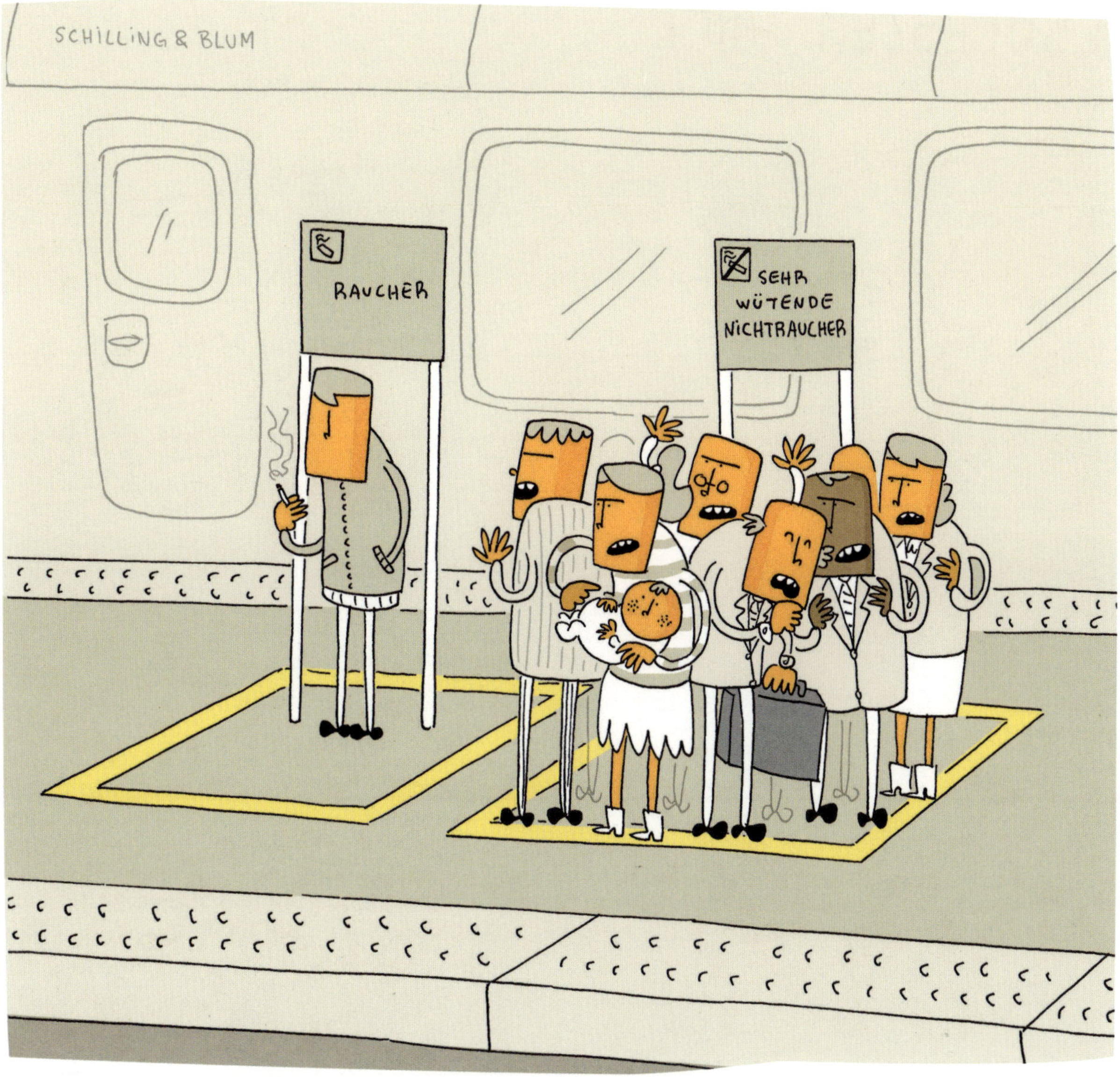
SCHILLING & BLUM
RAUCHER
SEHR
WÜTENDE
NICHTRAUCHER

SCHILLING & BLUM

# BESUCHSZEIT 卌 I

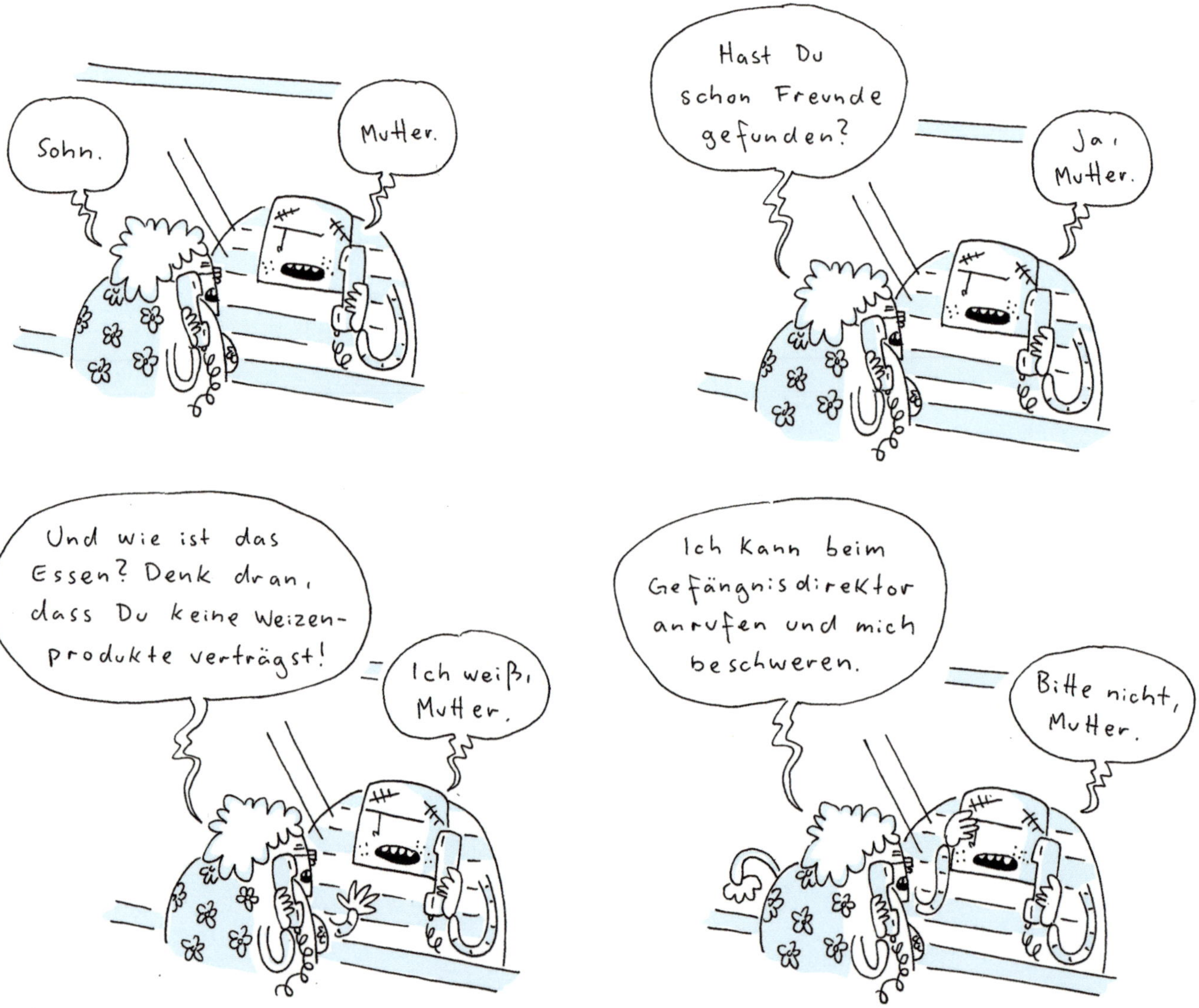

Sohn.
Mutter.
Hast Du schon Freunde gefunden?
Ja, Mutter.
Und wie ist das Essen? Denk dran, dass Du keine Weizenprodukte verträgst!
Ich weiß, Mutter.
Ich kann beim Gefängnisdirektor anrufen und mich beschweren.
Bitte nicht, Mutter.

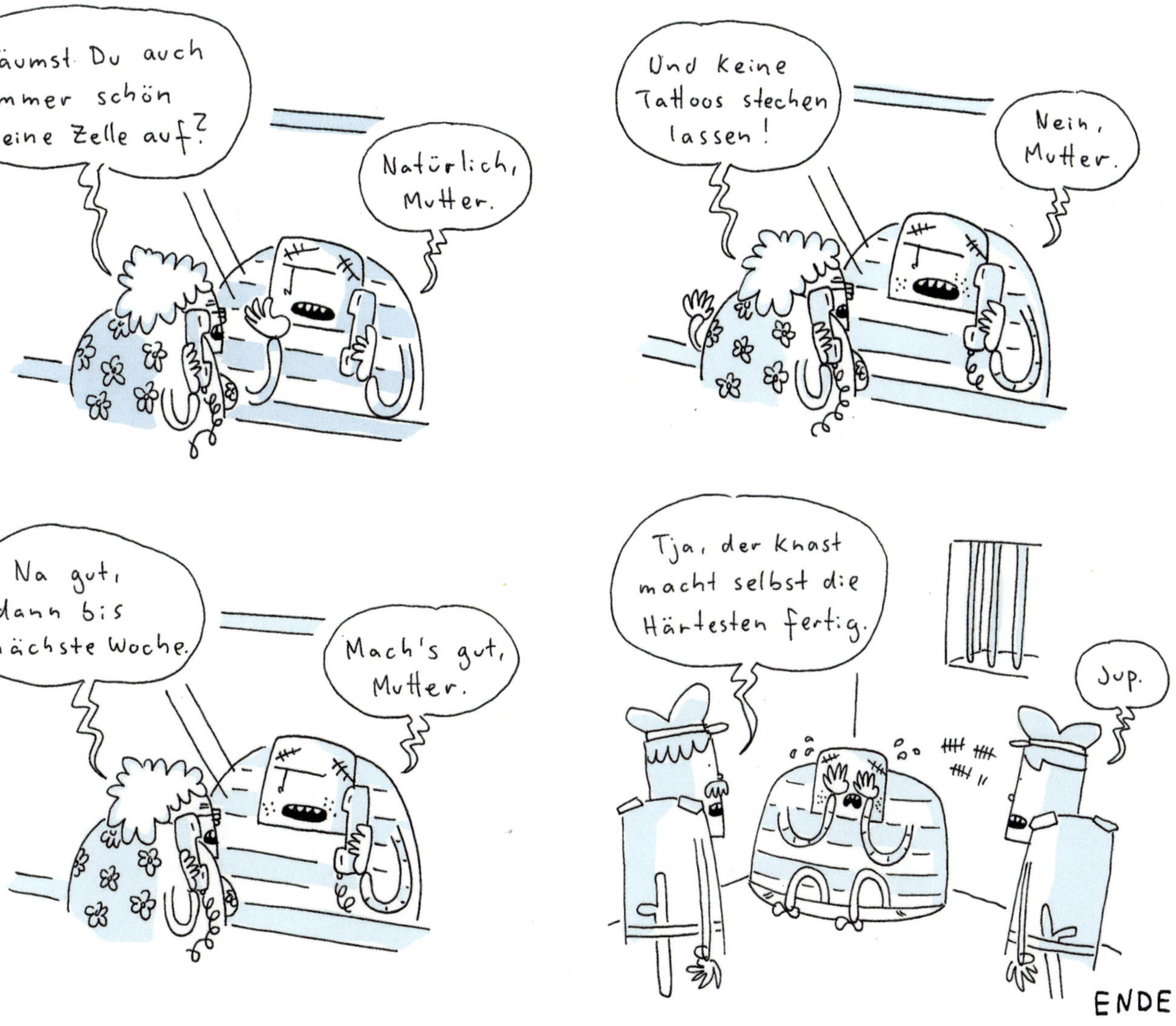
Räumst Du auch immer schön Deine Zelle auf?
Natürlich, Mutter.
Und keine Tattoos stechen lassen!
Nein, Mutter.
Na gut, dann bis nächste Woche.
Mach's gut, Mutter.
Tja, der Knast macht selbst die Härtesten fertig.
Jup.
ENDE

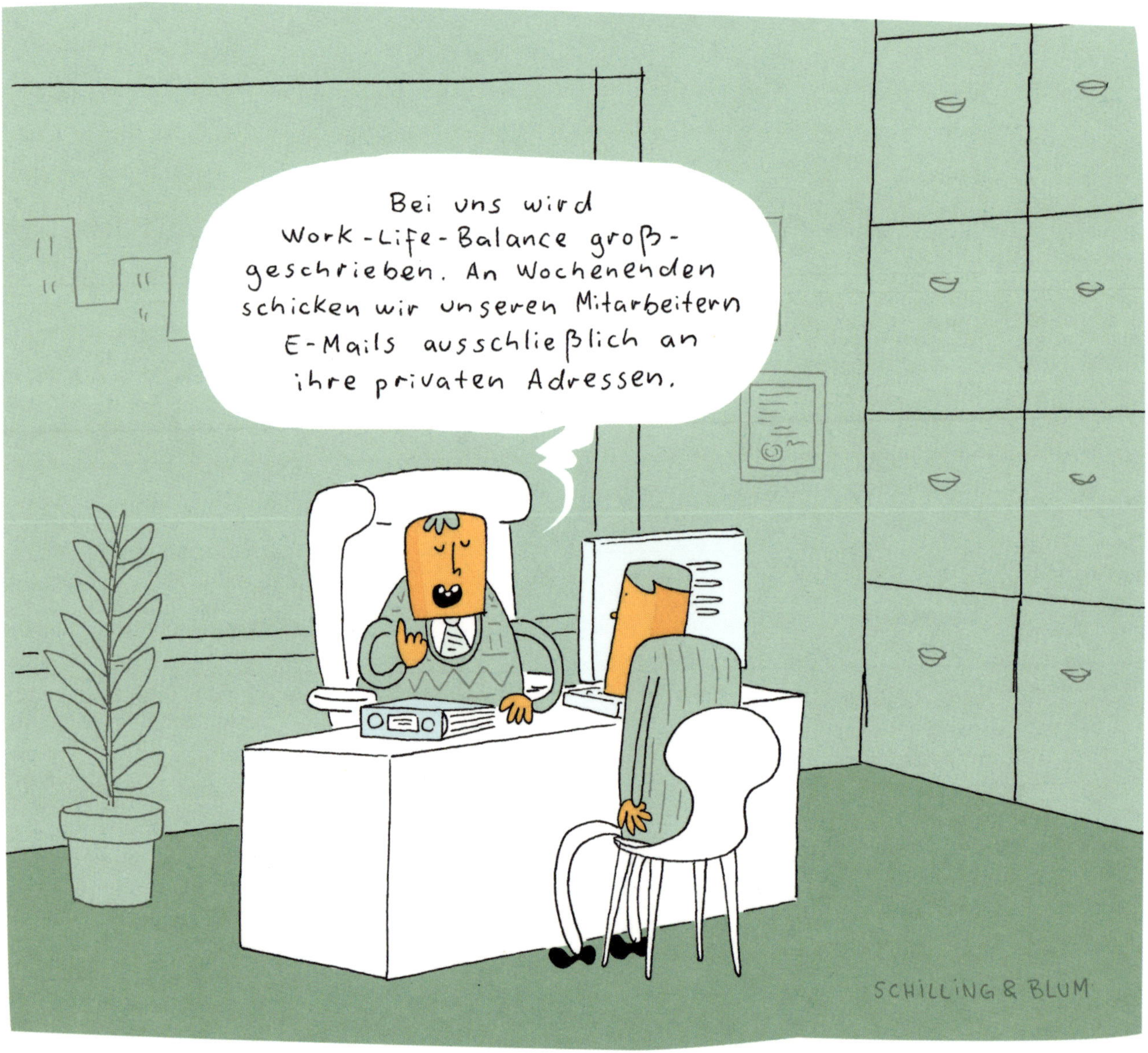
Bei uns wird Work-Life-Balance groß-geschrieben. An Wochenenden schicken wir unseren Mitarbeitern E-Mails ausschließlich an ihre privaten Adressen.
SCHILLING & BLUM

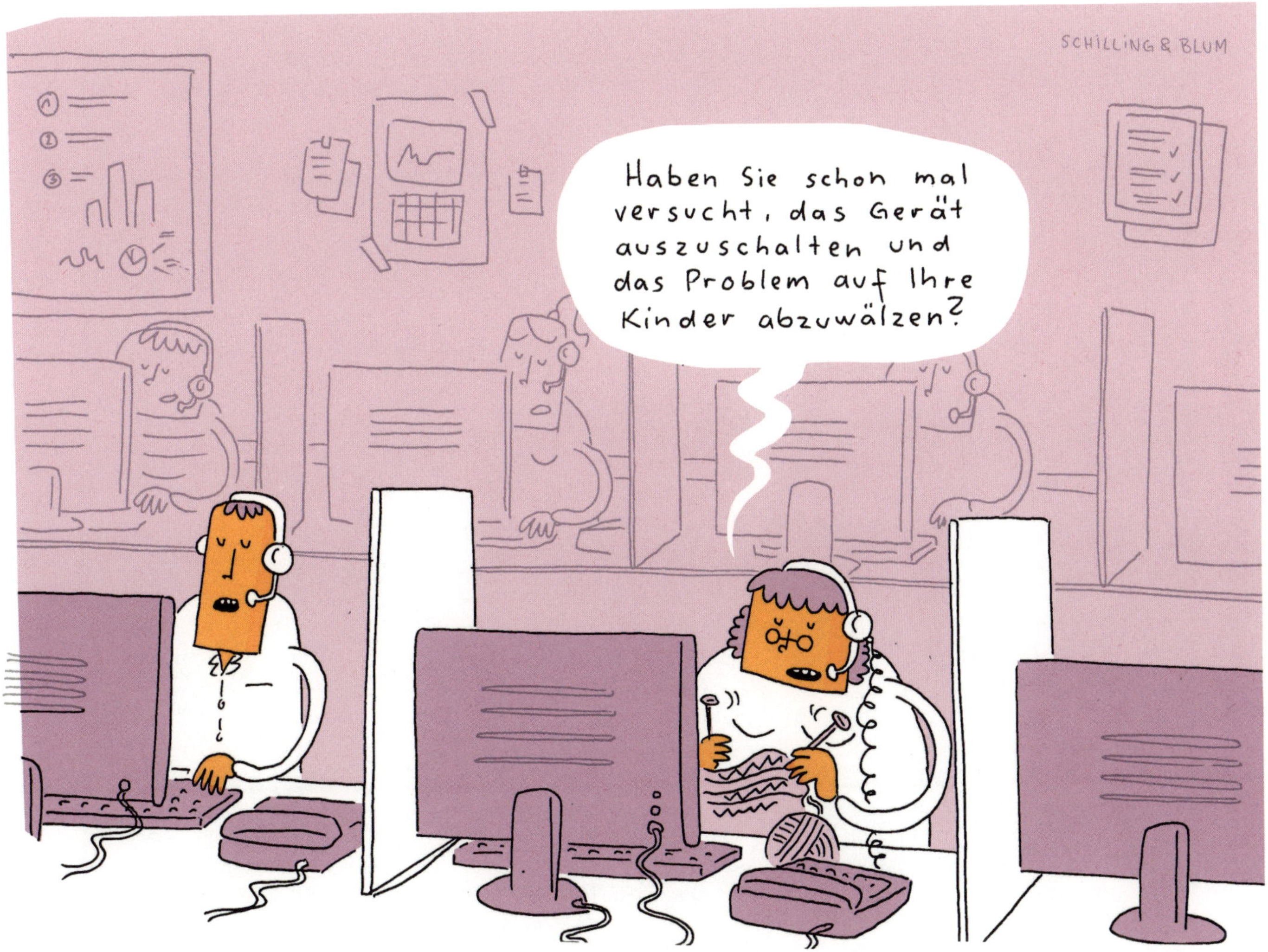
SCHILLING & BLUM
Haben Sie schon mal versucht, das Gerät auszuschalten und das Problem auf Ihre Kinder abzuwälzen?

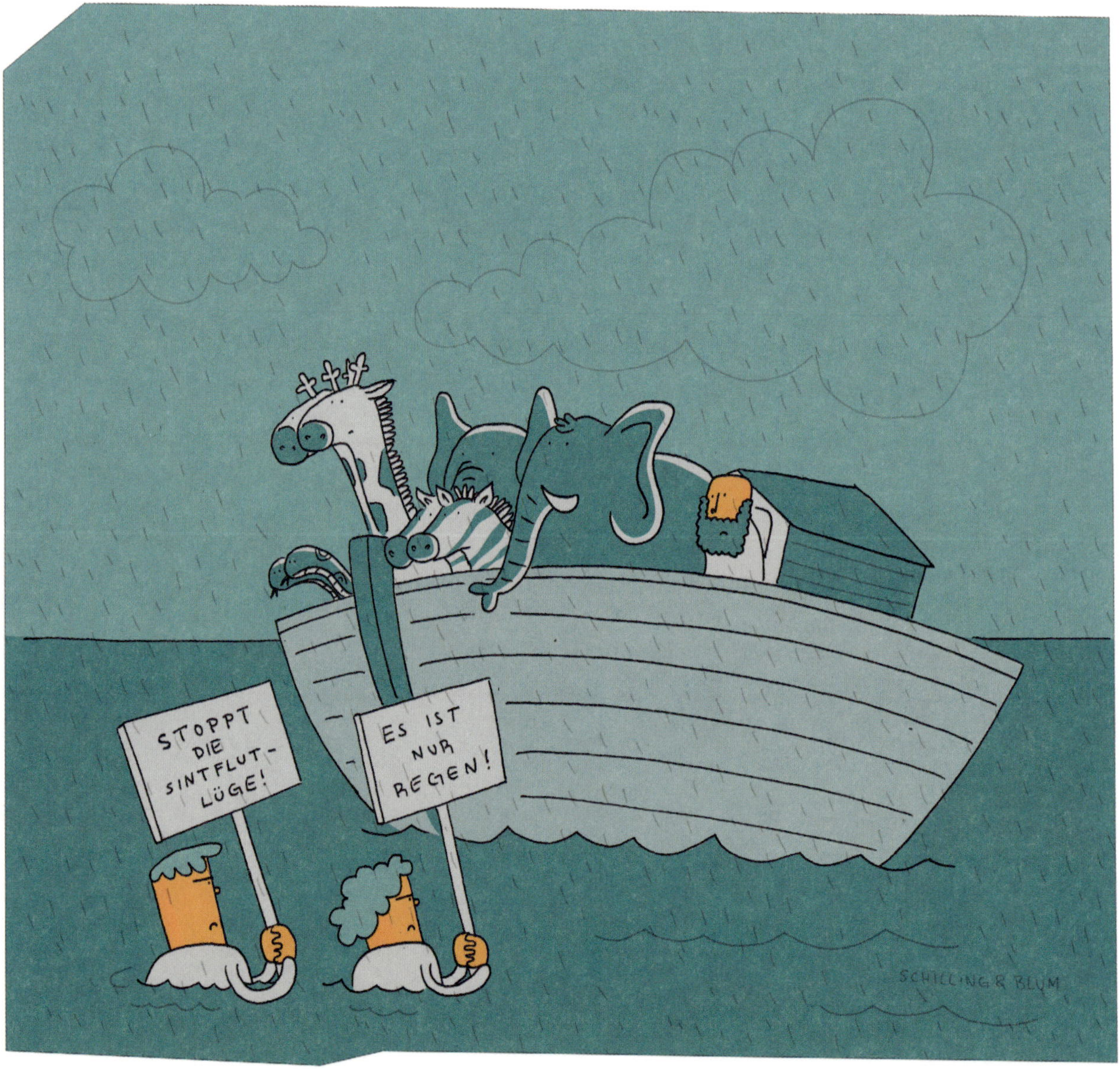
STOPPT DIE SINTFLUT-LÜGE!
ES IST NUR REGEN!
SCHILLING & BLUM

SCHILLING & BLUM

# Urbane Entspannung

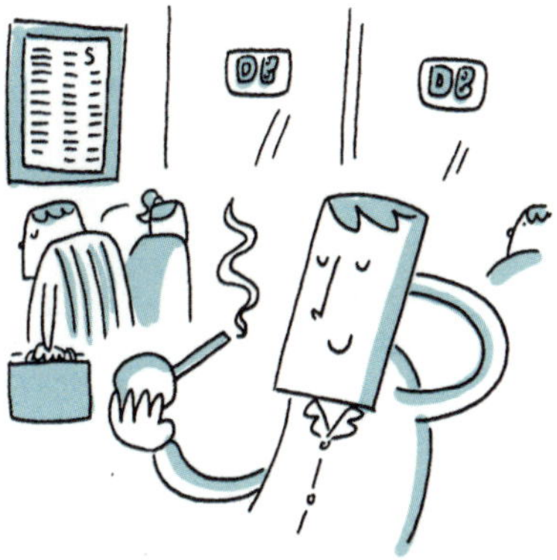


Eine schöne Crack-pfeife im Bahnhofs-viertel rauchen.

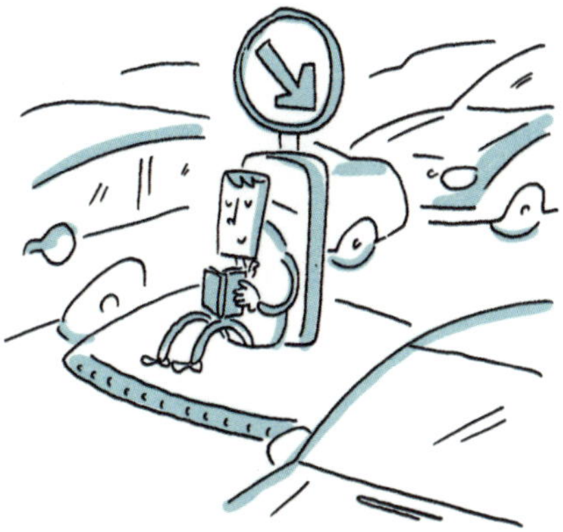

Ein Buch auf der Verkehrsinsel schmökern.

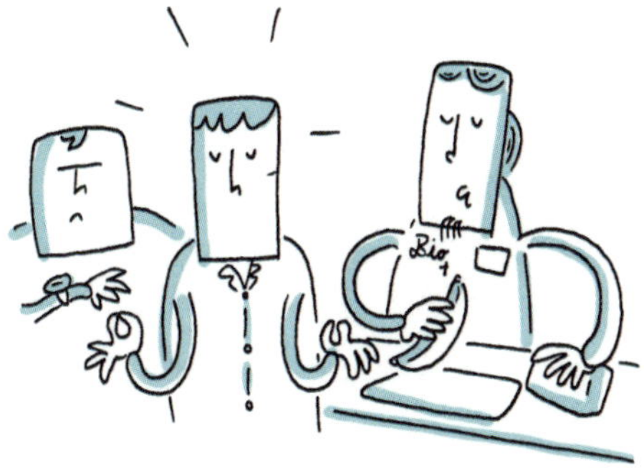


Meditieren mit dem Kassierer im Bio-supermarkt.

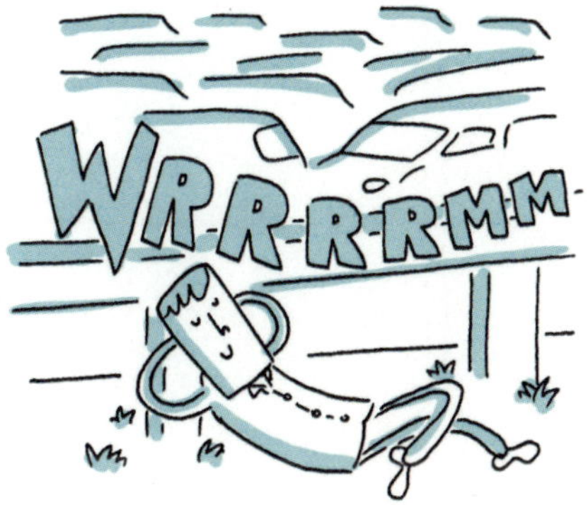


Dem Rauschen der Hauptverkehrsstraße lauschen.

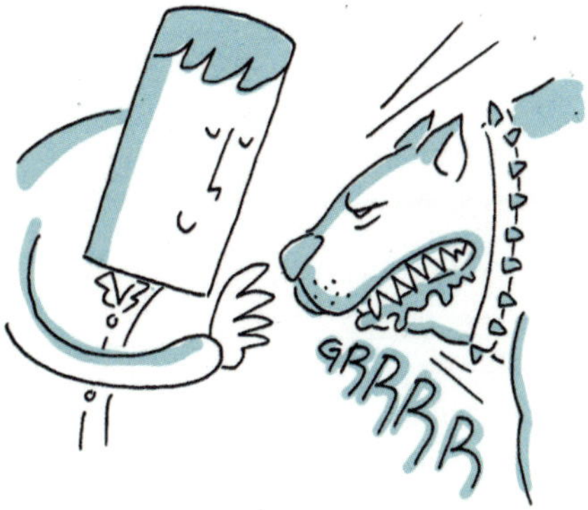


Tiere streicheln im sozialen Brennpunkt.

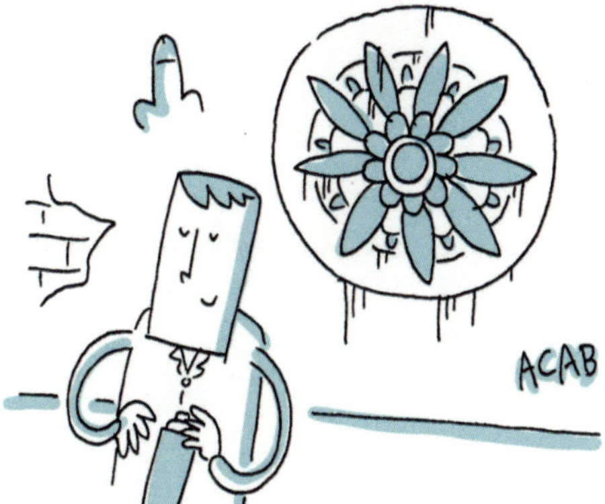


Ein Graffiti-Mandala ausfüllen.

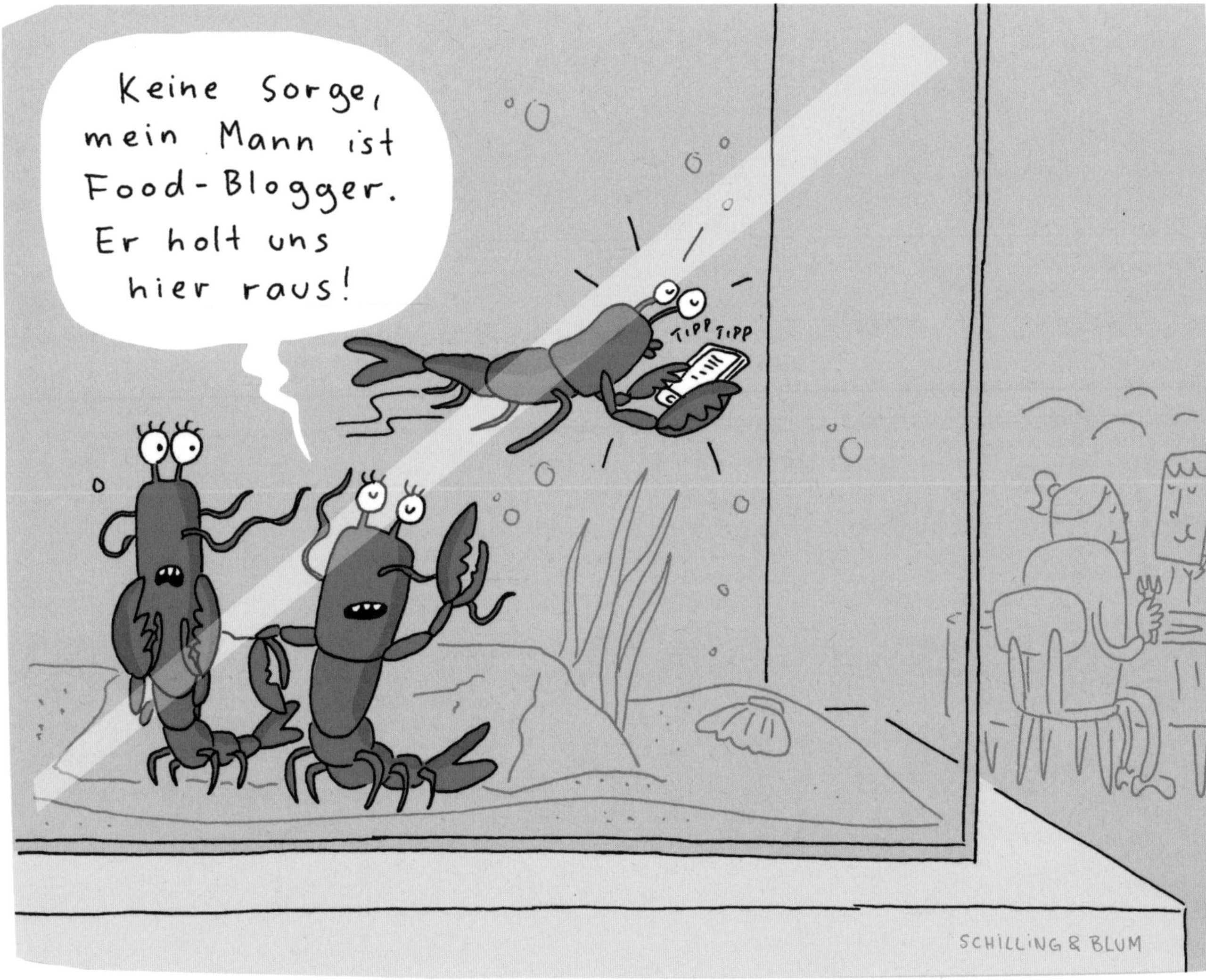
Keine Sorge, mein Mann ist Food-Blogger. Er holt uns hier raus!
TIPP TIPP
SCHILLING & BLUM

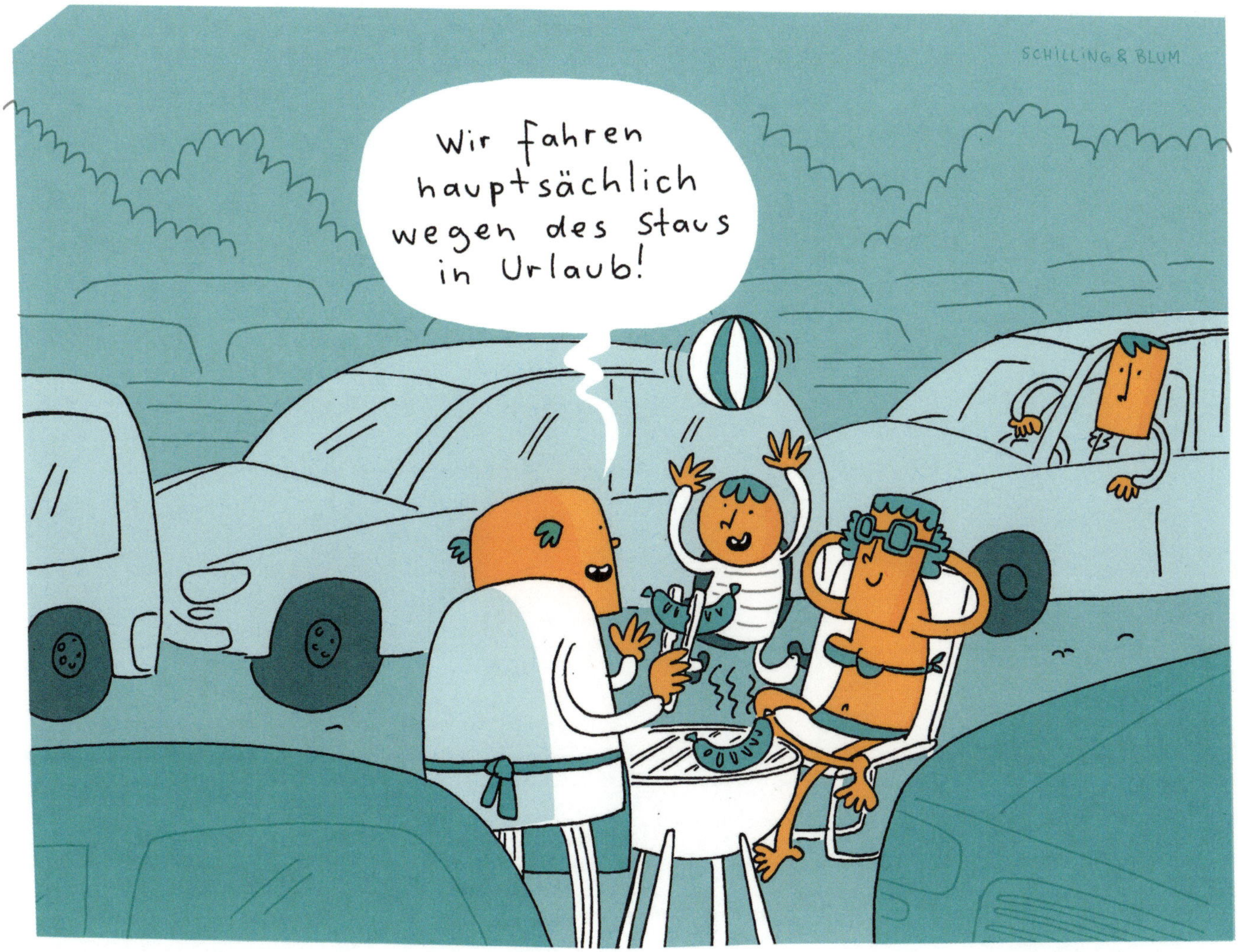
SCHILLING & BLUM
Wir fahren hauptsächlich wegen des Staus in Urlaub!

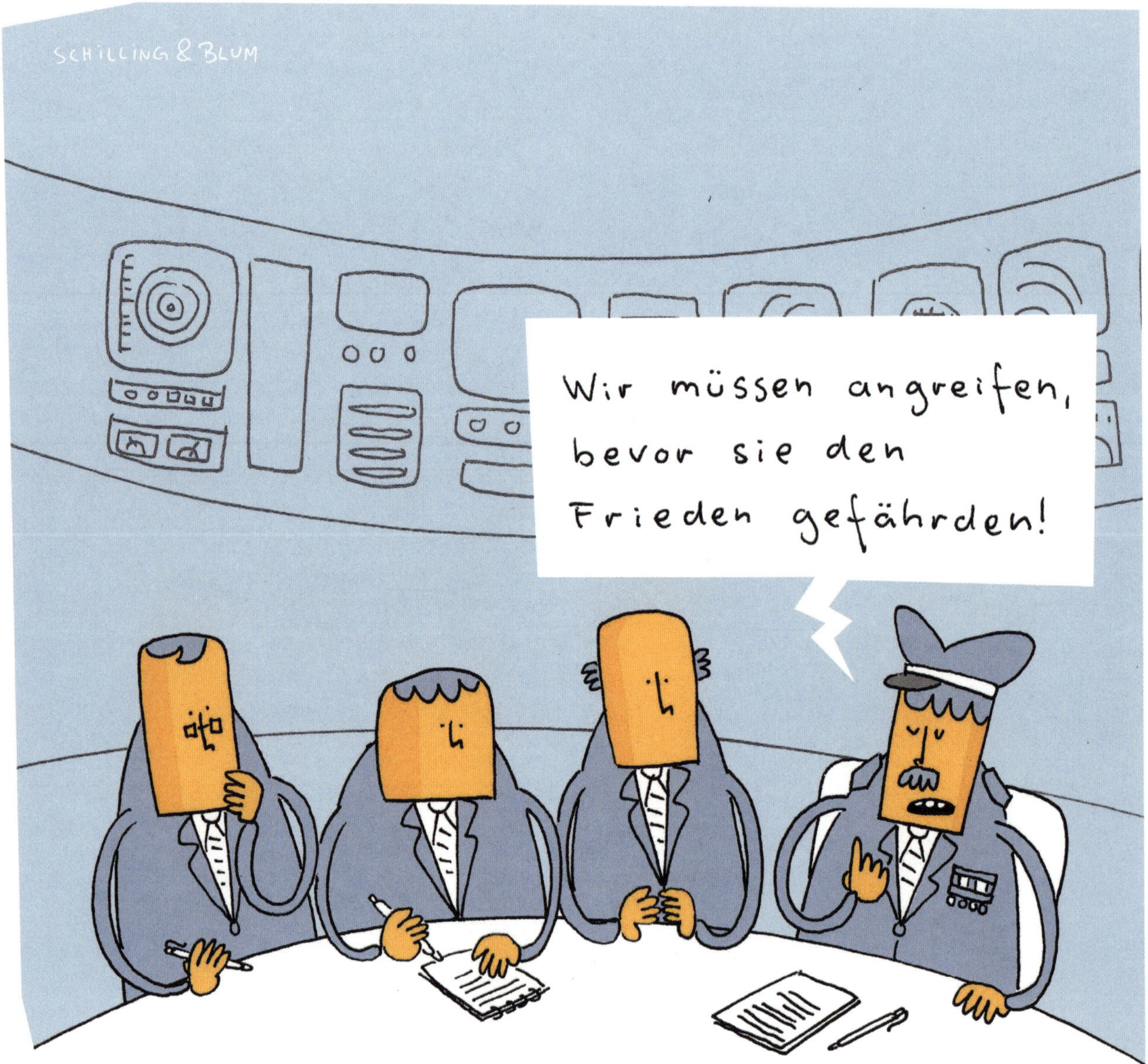
SCHILLING & BLUM
Wir müssen angreifen, bevor sie den Frieden gefährden!

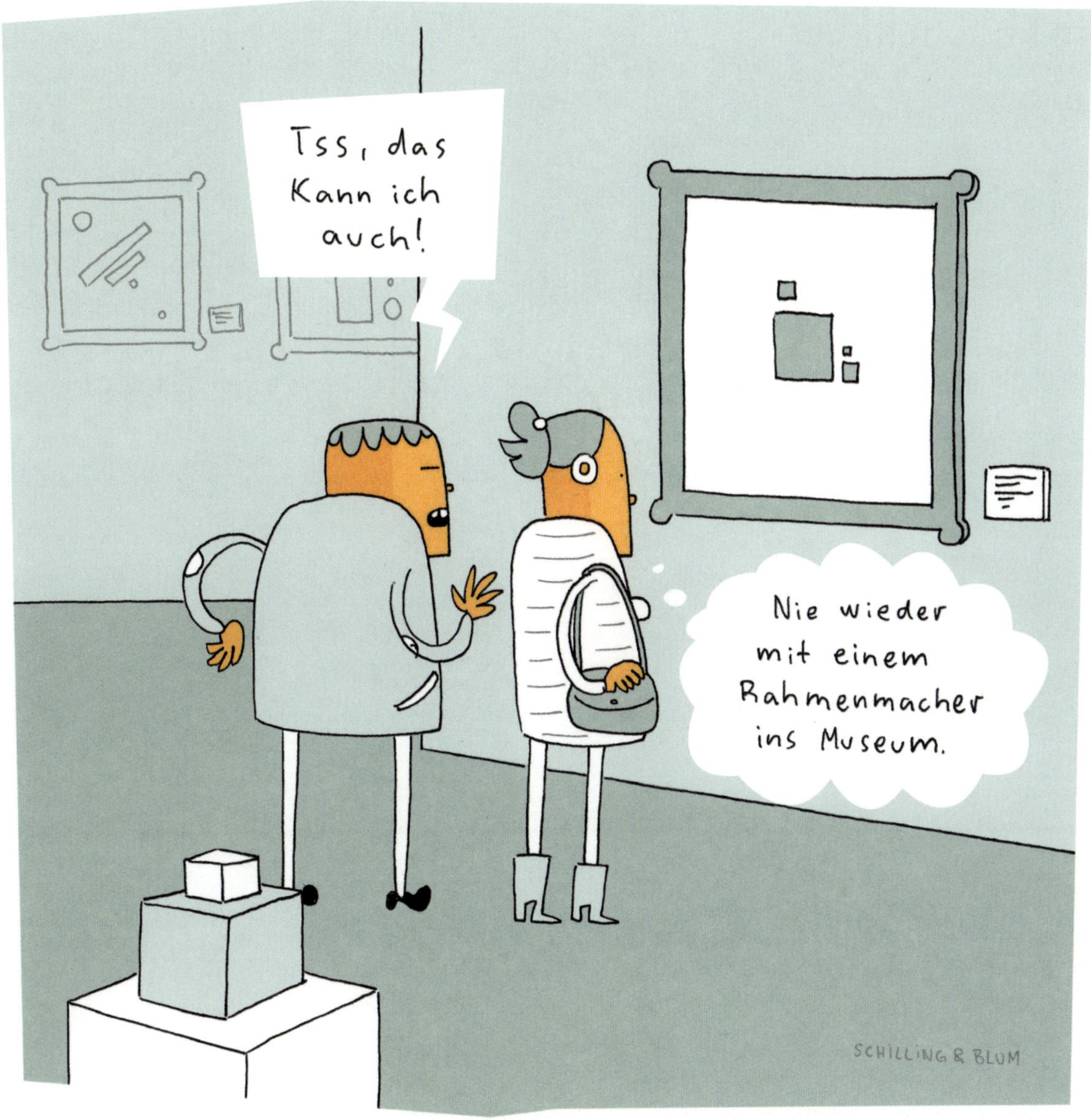
Tss, das Kann ich auch!
Nie wieder mit einem Rahmenmacher ins Museum.
SCHILLING & BLUM

SCHILLING & BLUM

# WARTESCHLANGE

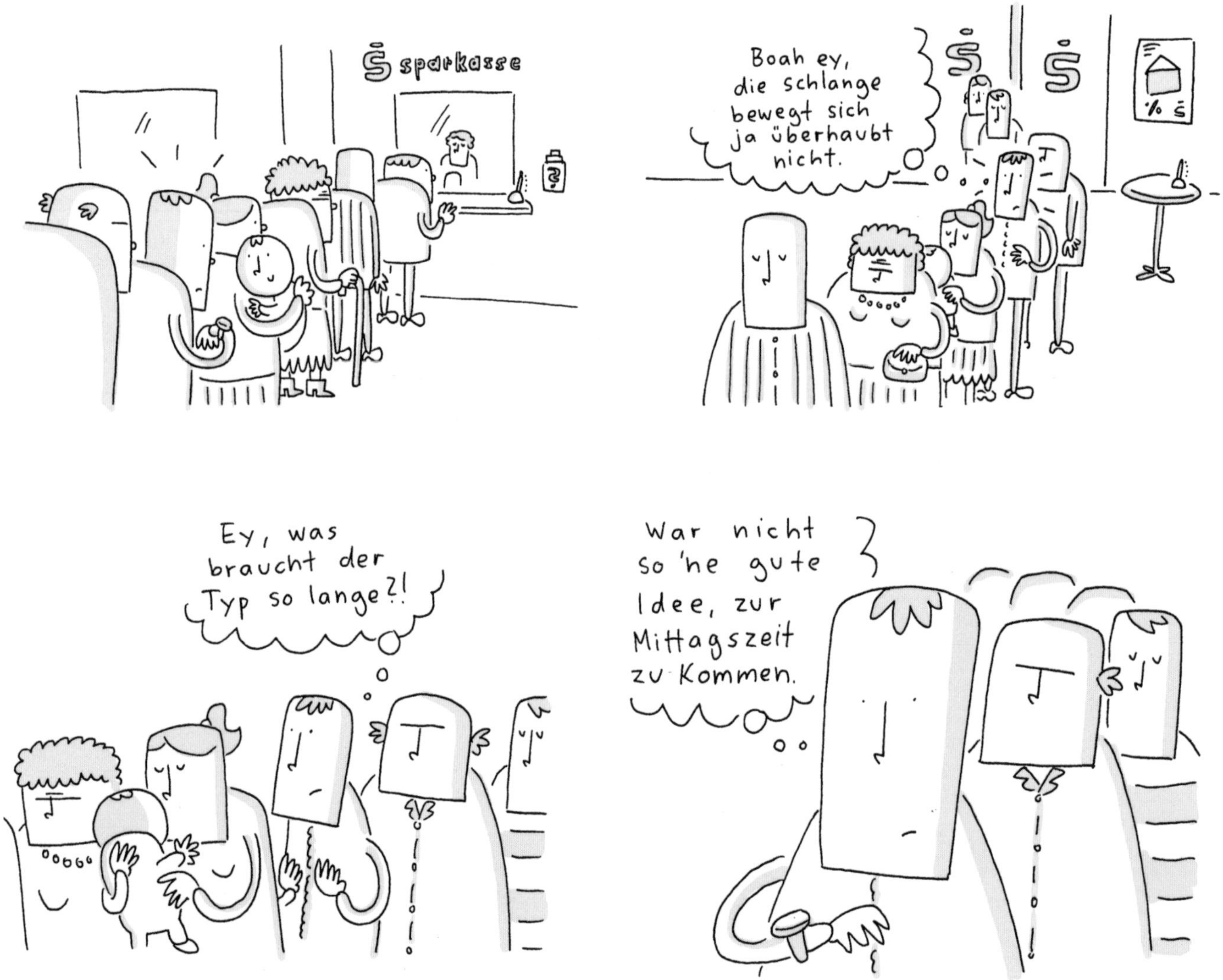
sparkasse
Boah ey, die schlange bewegt sich ja überhaubt nicht.
Ey, was braucht der Typ so lange?!
War nicht so 'ne gute Idee, zur Mittagszeit zu Kommen.

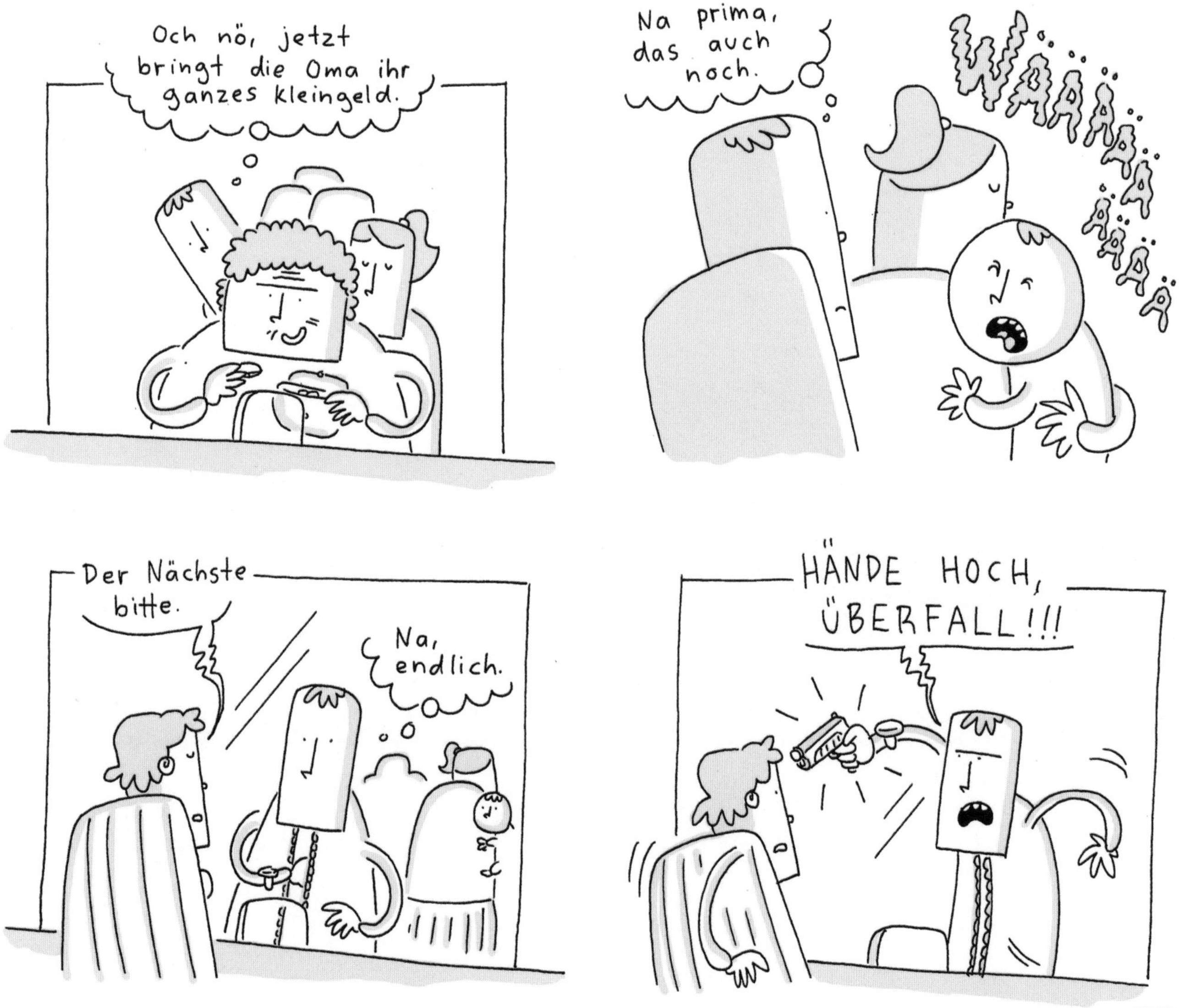
Och nö, jetzt bringt die Oma ihr ganzes Kleingeld.
Na prima, das auch noch.
WÄÄÄÄÄÄÄÄÄ
Der Nächste bitte.
Na, endlich.
HÄNDE HOCH, ÜBERFALL!!!

ENDE

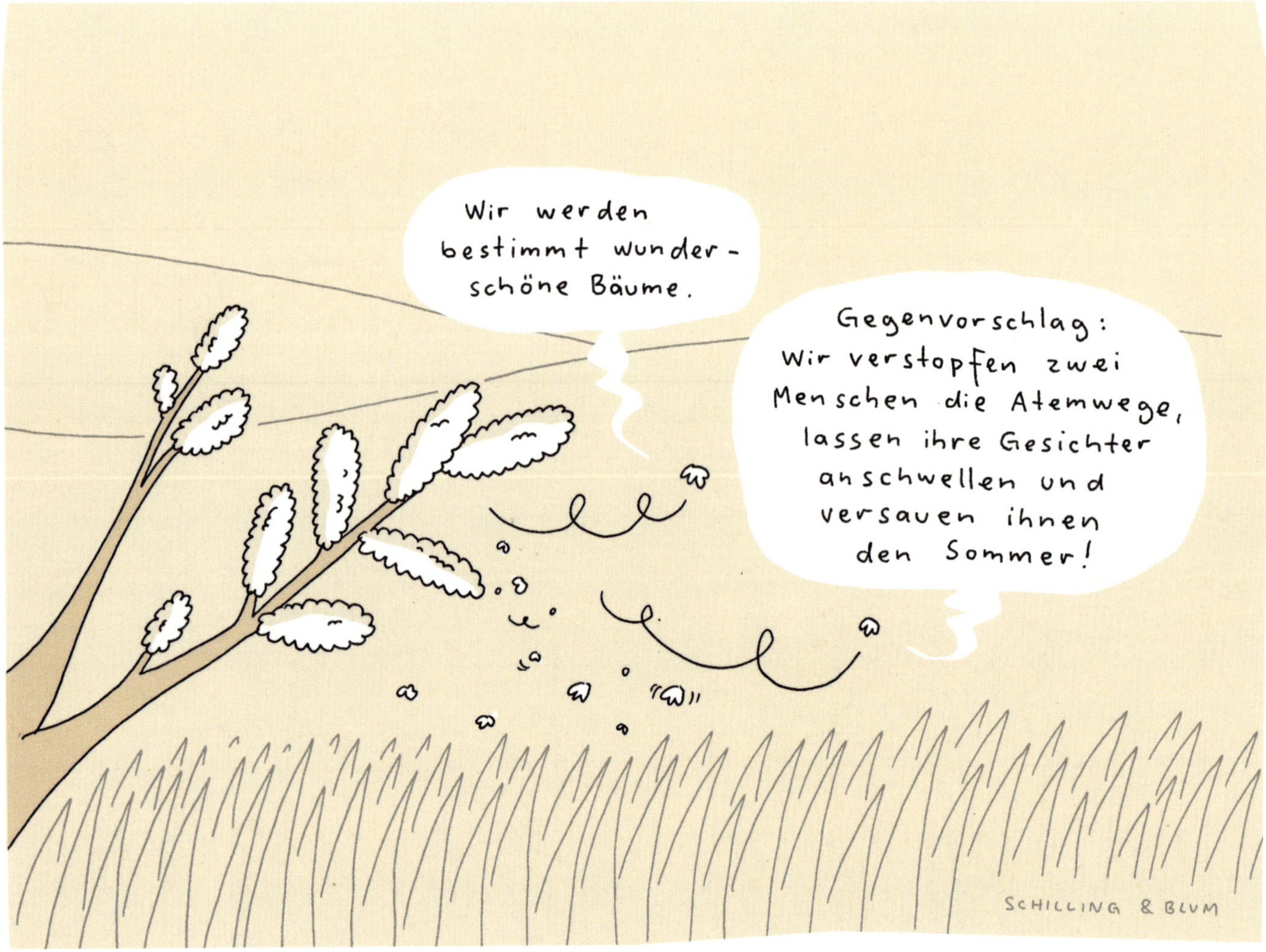
Wir werden bestimmt wunderschöne Bäume.
Gegenvorschlag: Wir verstopfen zwei Menschen die Atemwege, lassen ihre Gesichter anschwellen und versauen ihnen den Sommer!
SCHILLING & BLUM

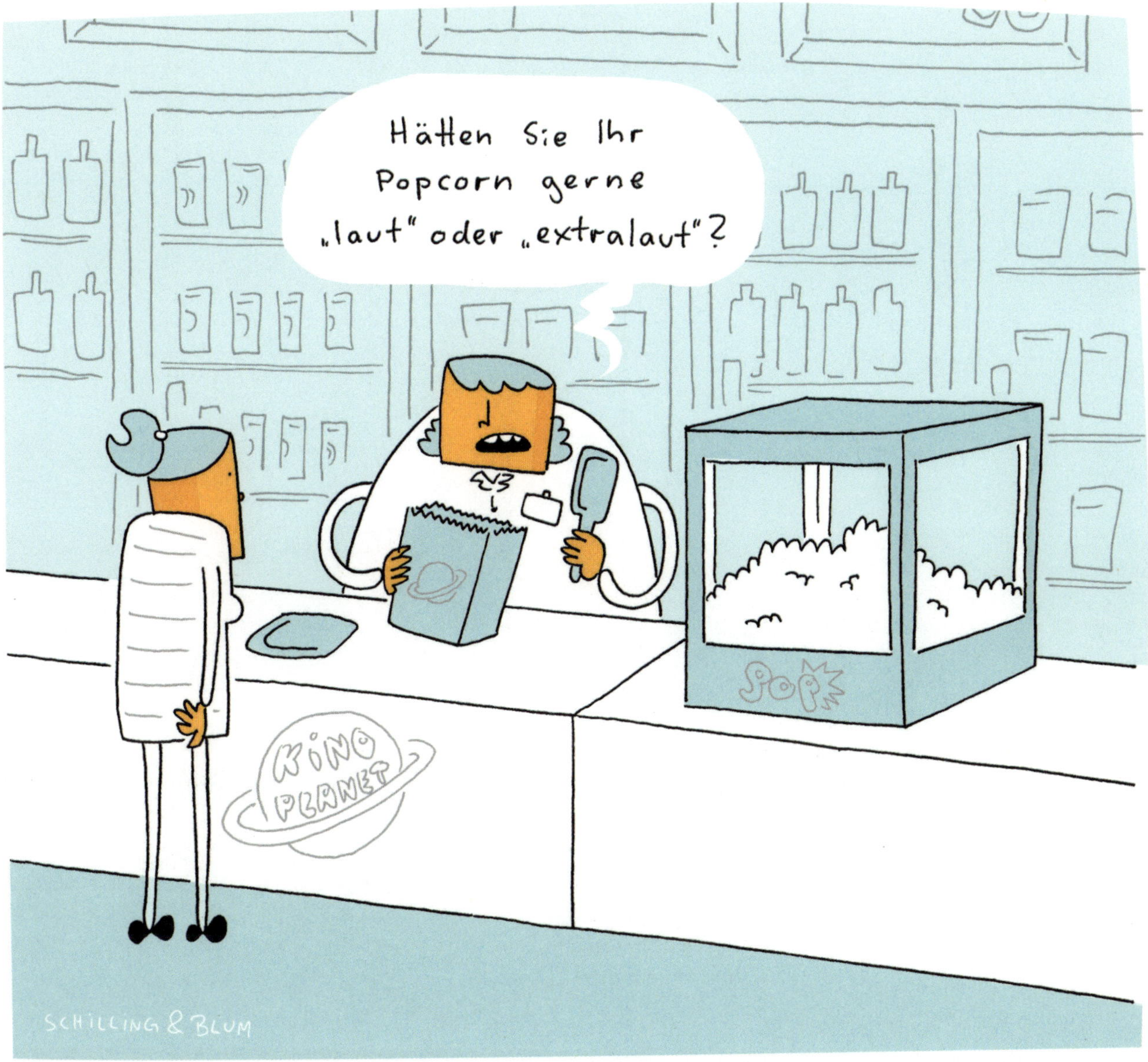
Hätten Sie Ihr Popcorn gerne „laut" oder „extralaut"?
Pop
KINO PLANET
SCHILLING & BLUM

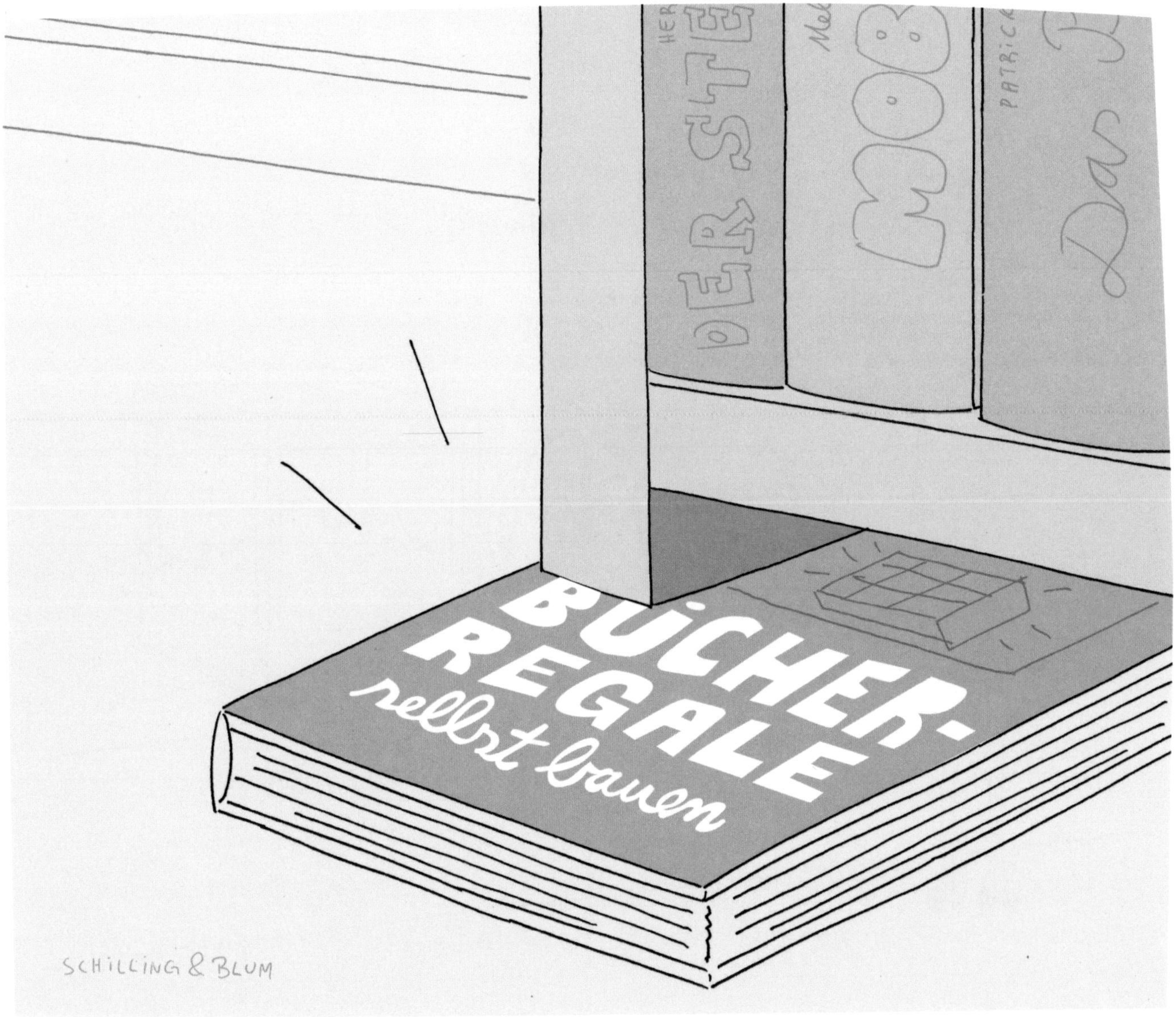
BÜCHER-
REGALE
selbst bauen
SCHILLING & BLUM

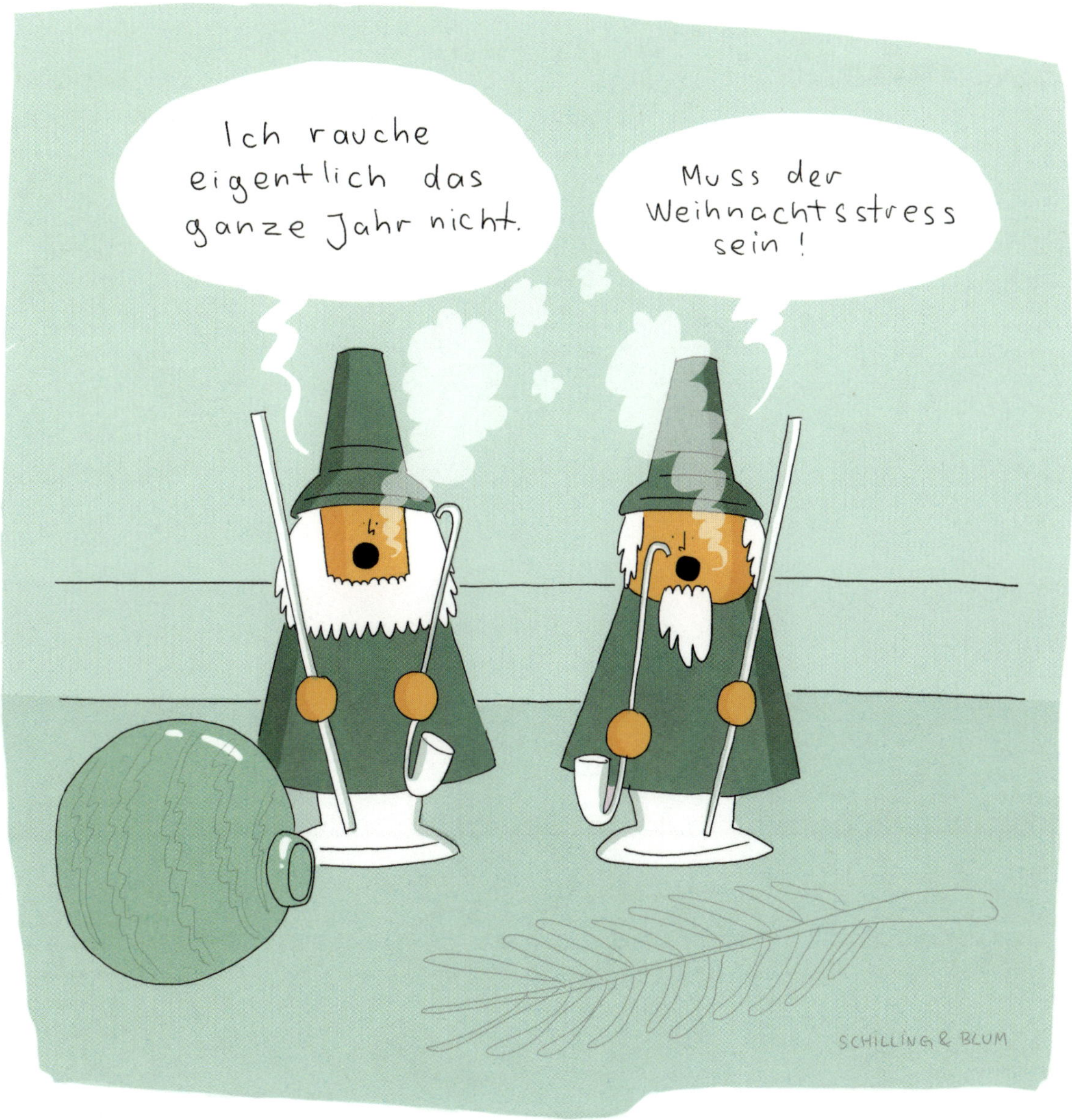
Ich rauche eigentlich das ganze Jahr nicht.
Muss der Weihnachtsstress sein!
SCHILLING & BLUM

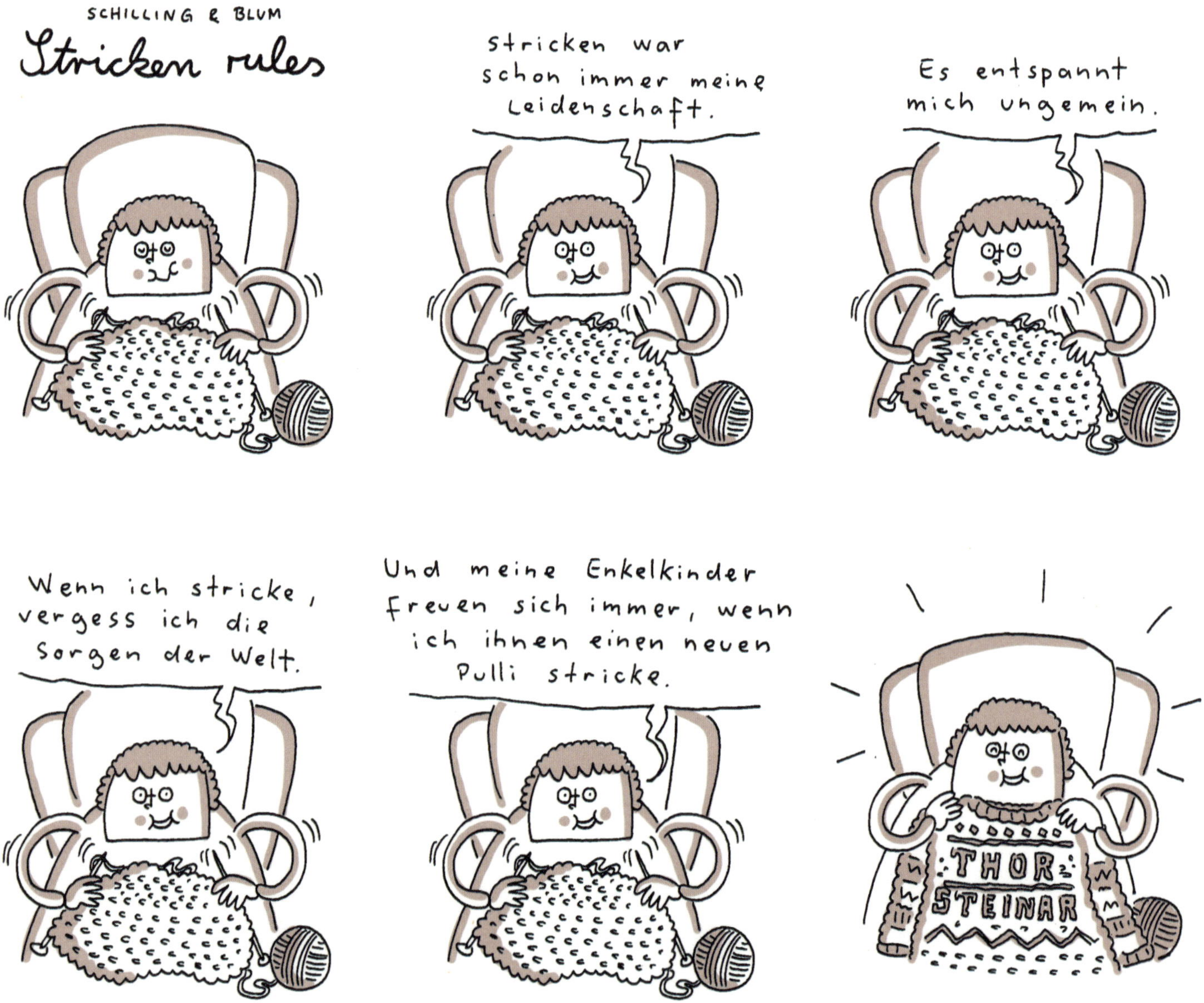
SCHILLING & BLUM
Stricken rules
Stricken war schon immer meine Leidenschaft.
Es entspannt mich ungemein.
Wenn ich stricke, vergess ich die Sorgen der Welt.
Und meine Enkelkinder freuen sich immer, wenn ich ihnen einen neuen Pulli stricke.
THOR STEINAR

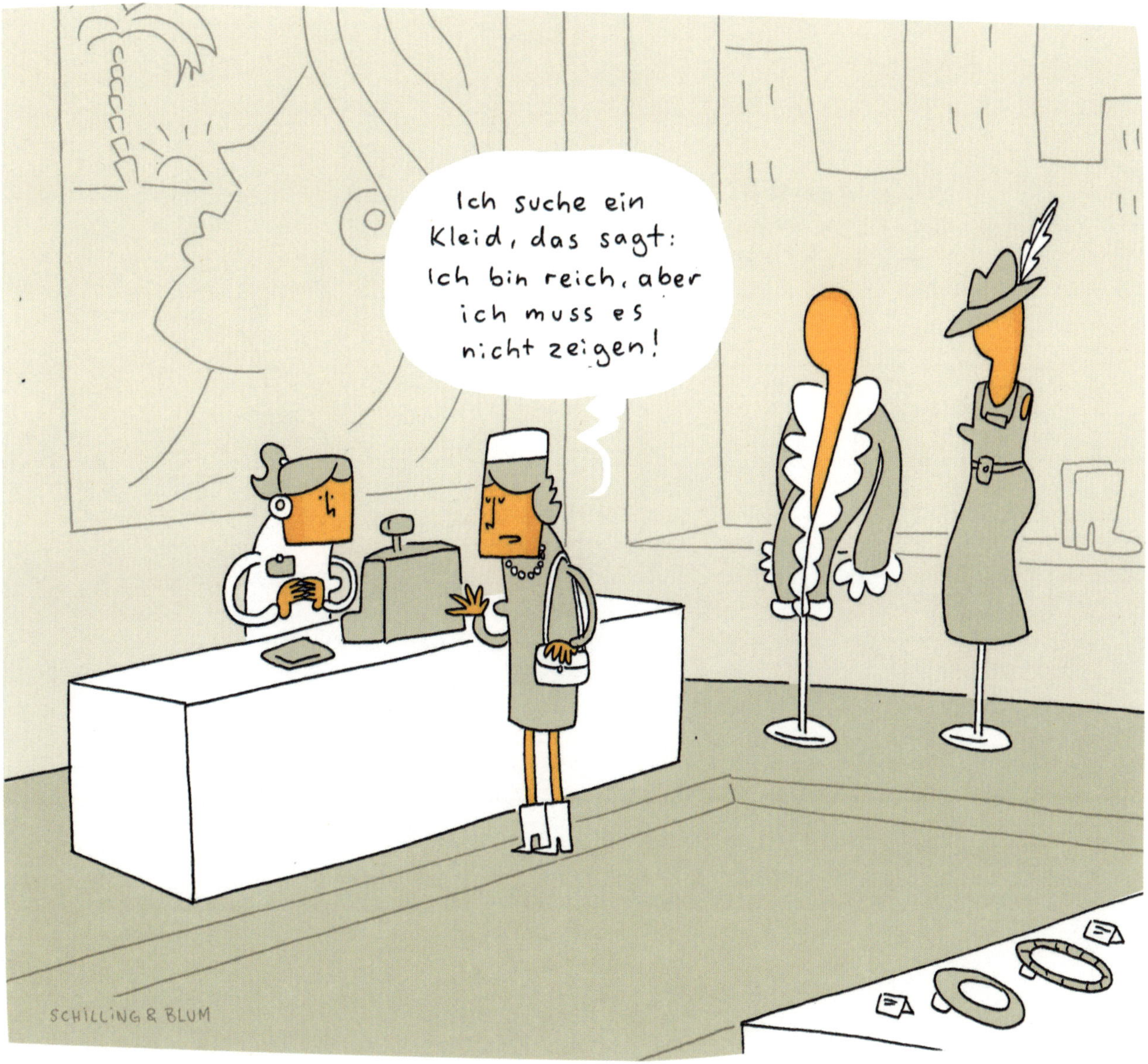
Ich suche ein Kleid, das sagt: Ich bin reich, aber ich muss es nicht zeigen!
SCHILLING & BLUM

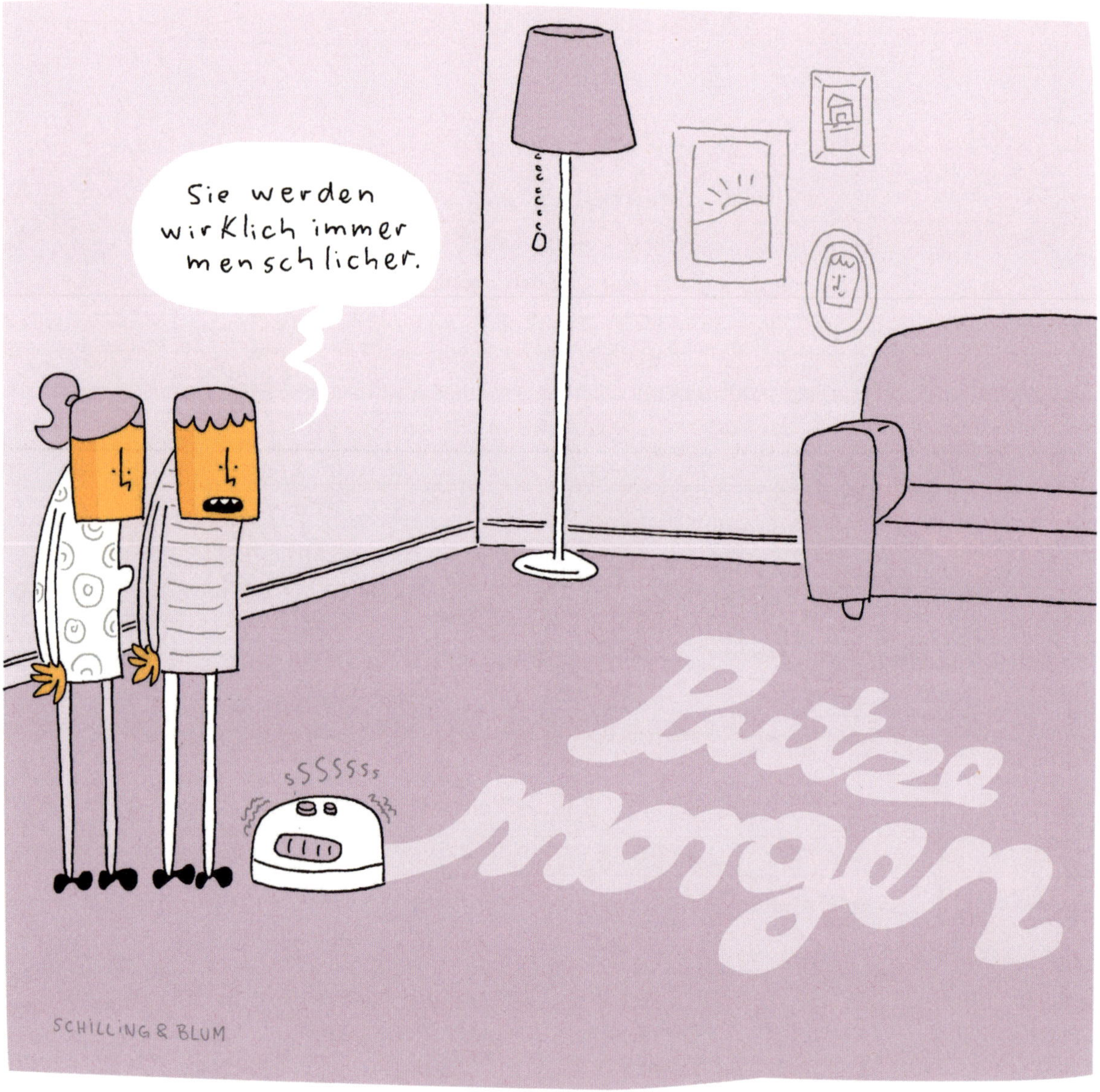
Sie werden wirklich immer menschlicher.
sSSSSSss
Putze morgen
SCHILLING & BLUM

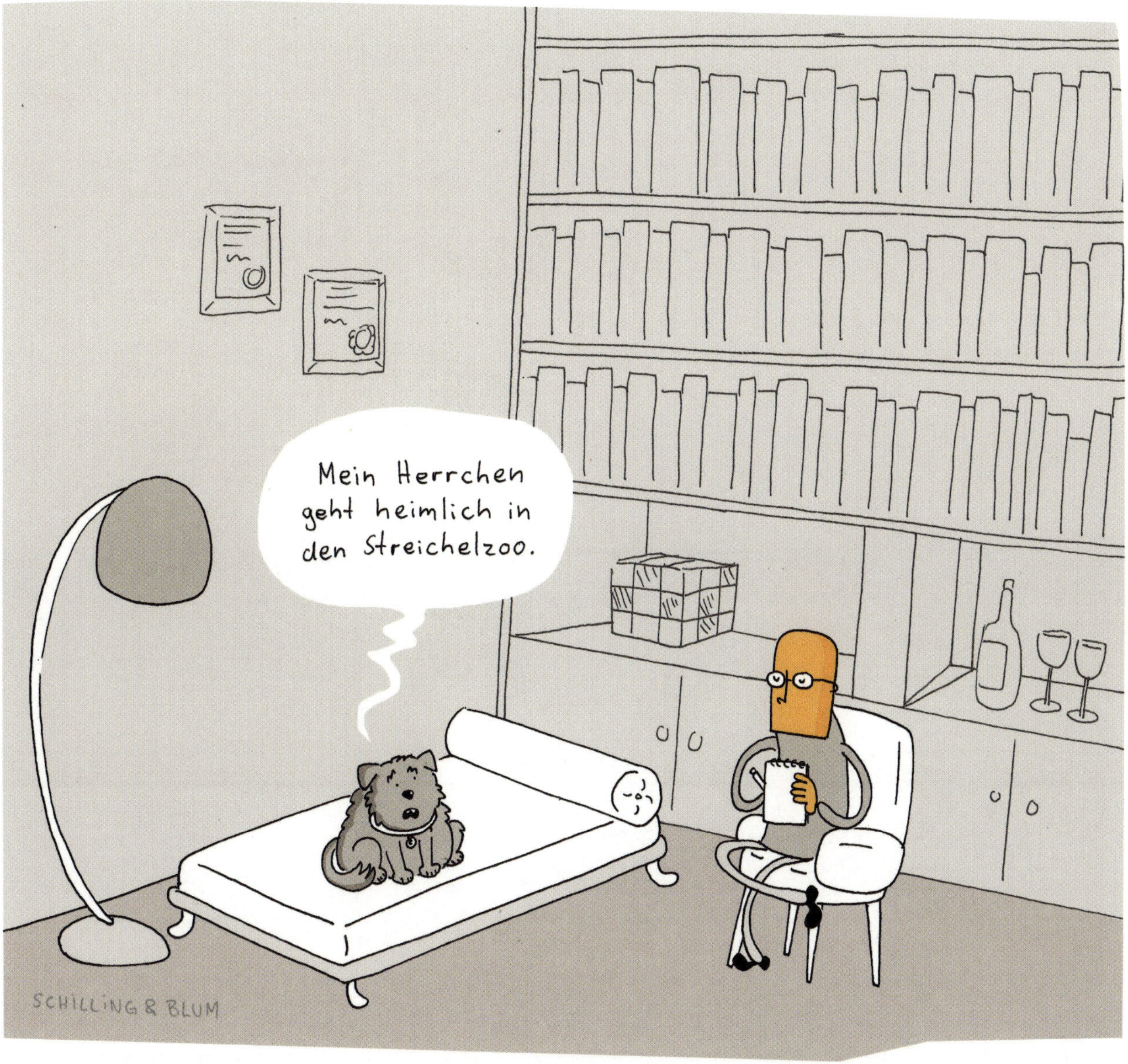
Mein Herrchen geht heimlich in den Streichelzoo.
SCHILLING & BLUM

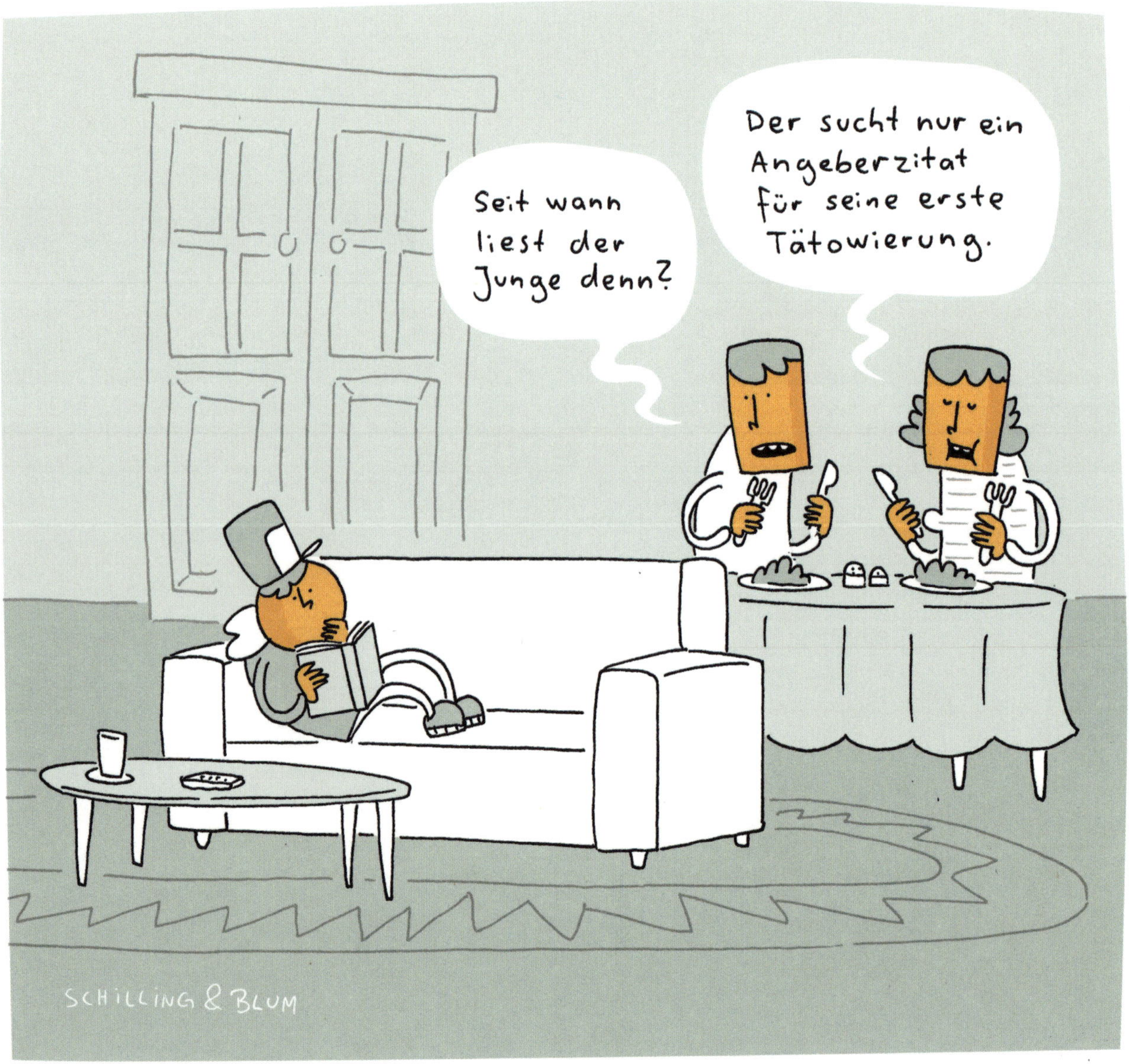
Seit wann liest der Junge denn?
Der sucht nur ein Angeberzitat für seine erste Tätowierung.
SCHILLING & BLUM

# DAS GENIE

SCHILLING & BLUM

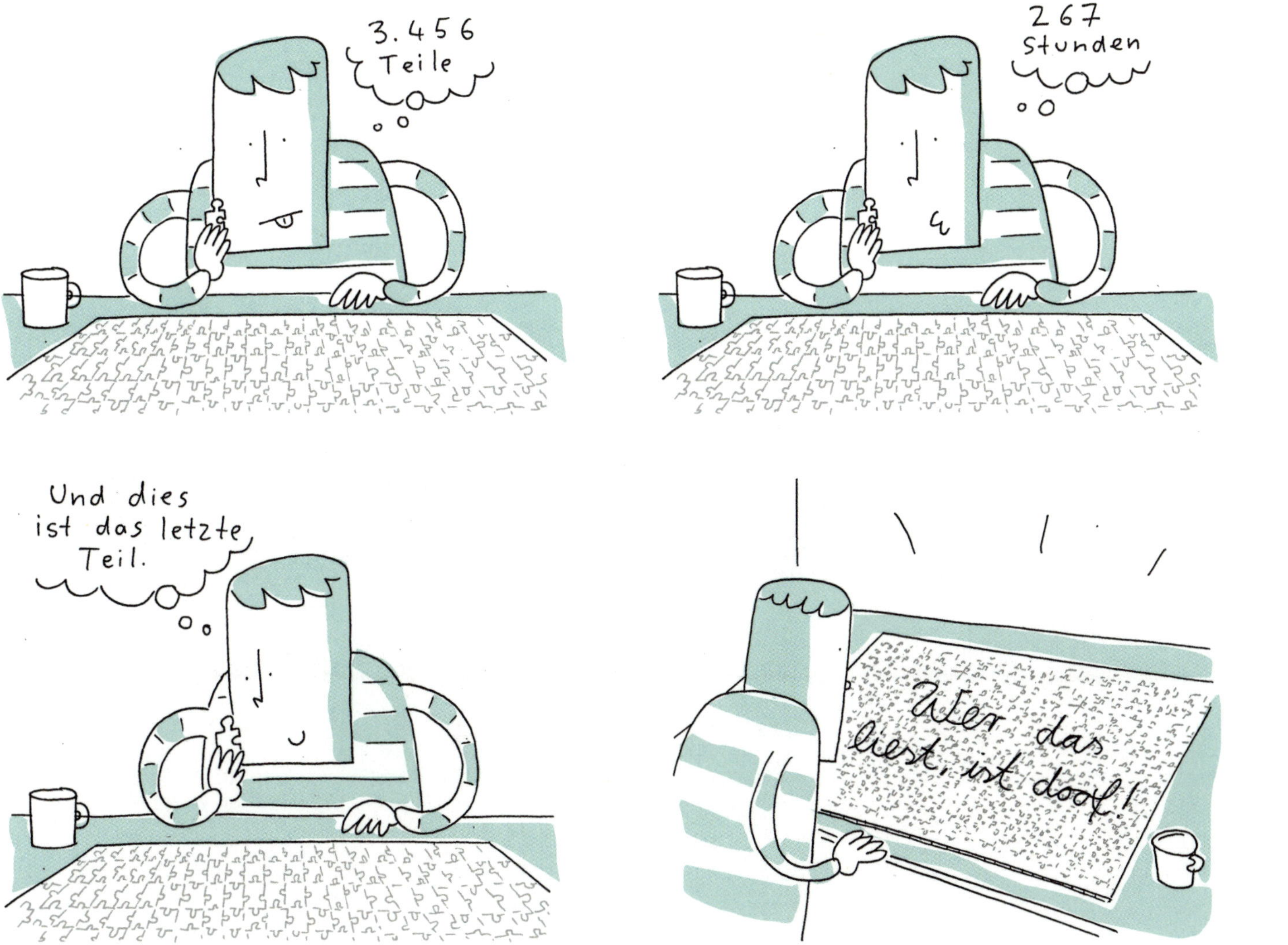
3.456 Teile
267 Stunden
Und dies ist das letzte Teil.
Wer das liest, ist doof!

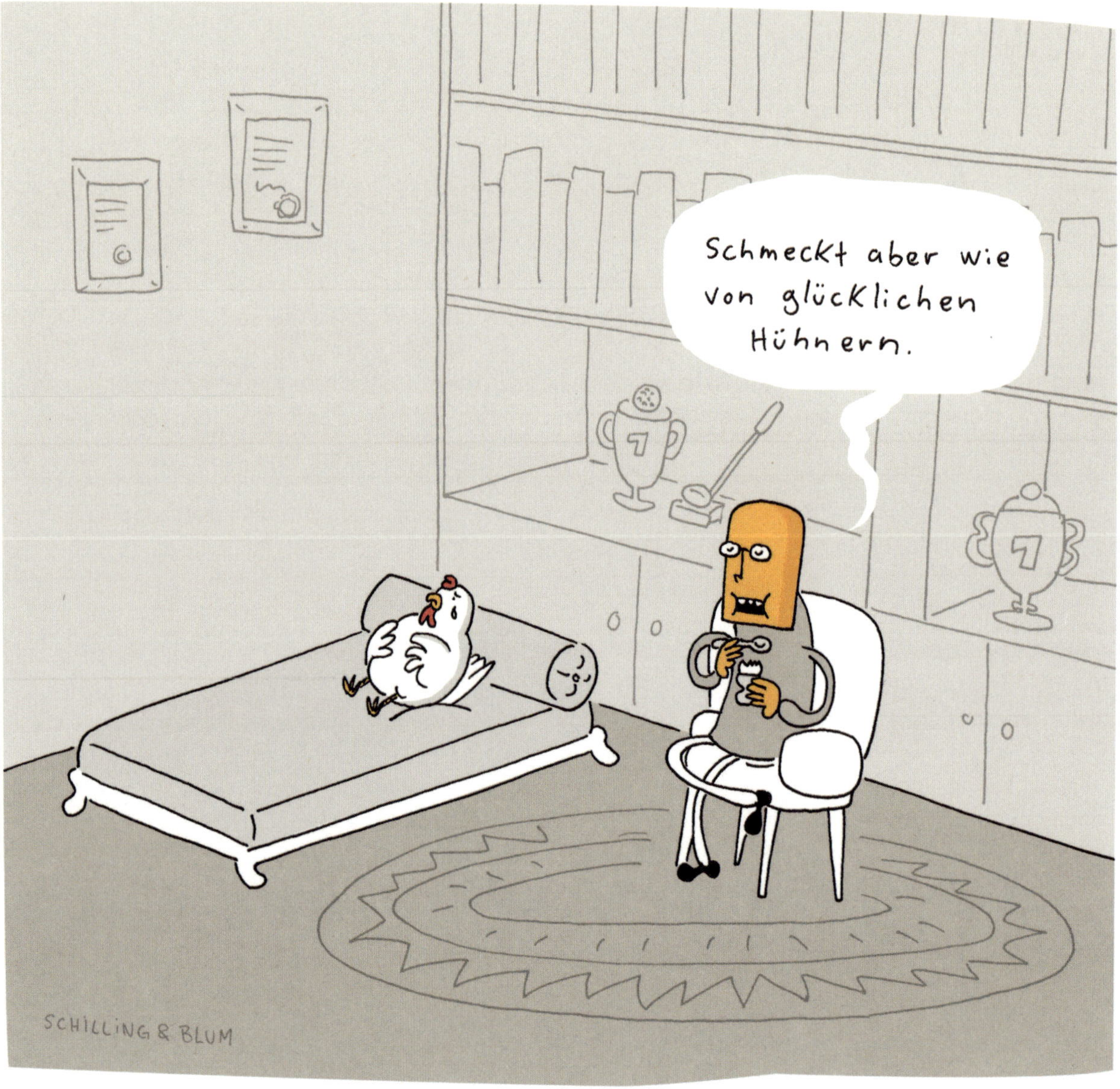
Schmeckt aber wie von glücklichen Hühnern.
SCHILLING & BLUM

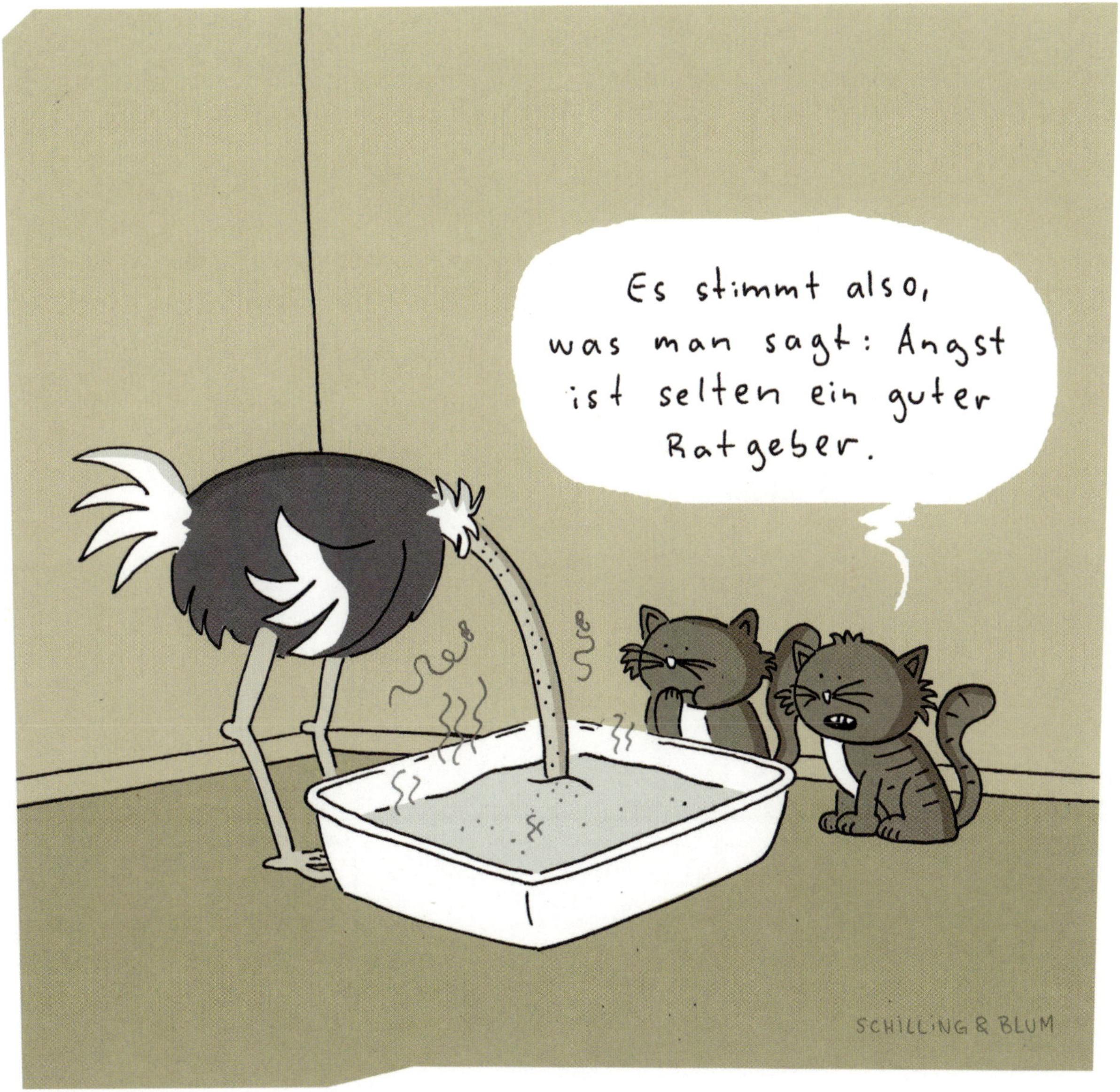
Es stimmt also, was man sagt: Angst ist selten ein guter Ratgeber.
SCHILLING & BLUM

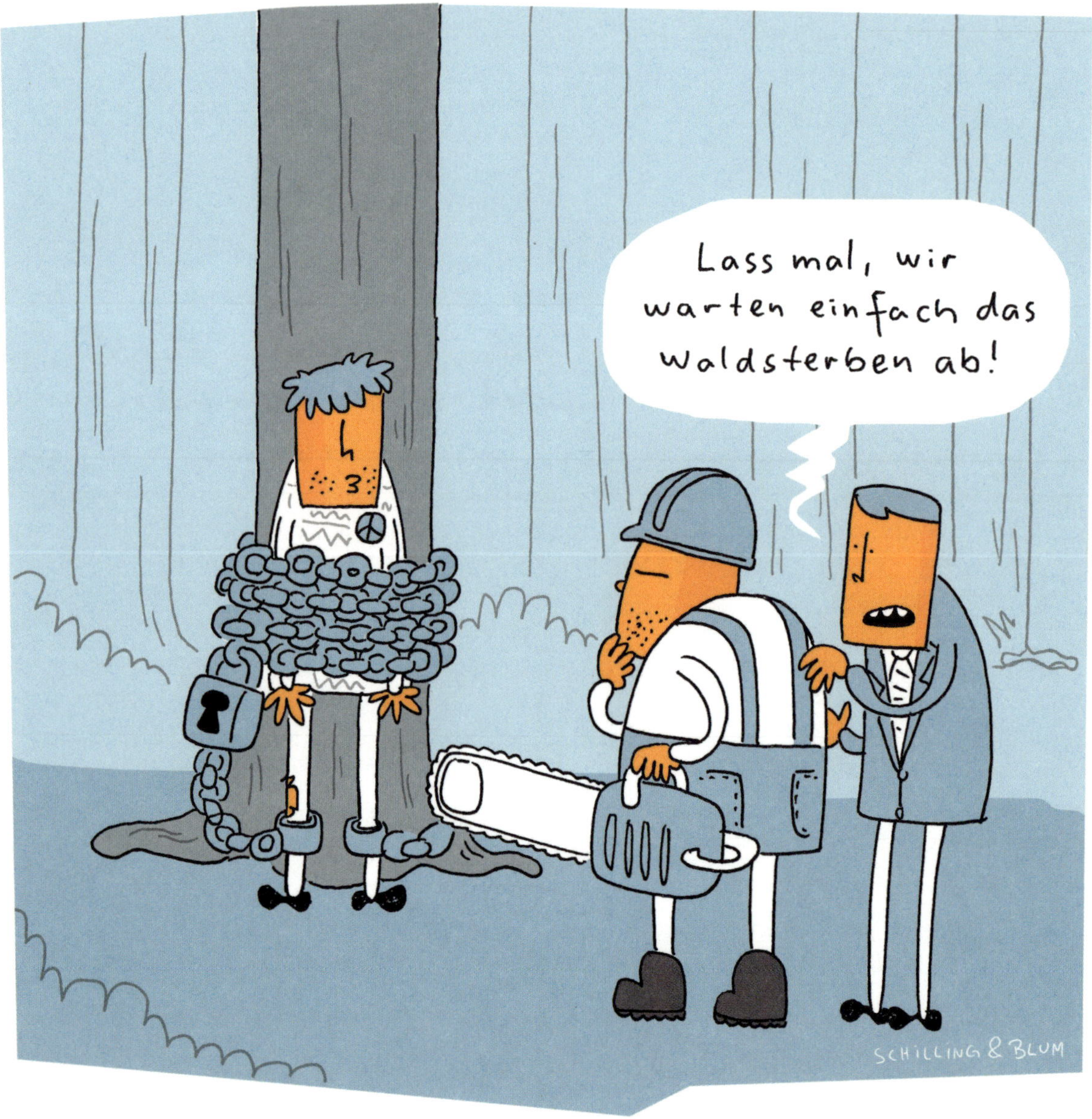
Lass mal, wir warten einfach das waldsterben ab!
SCHILLING & BLUM

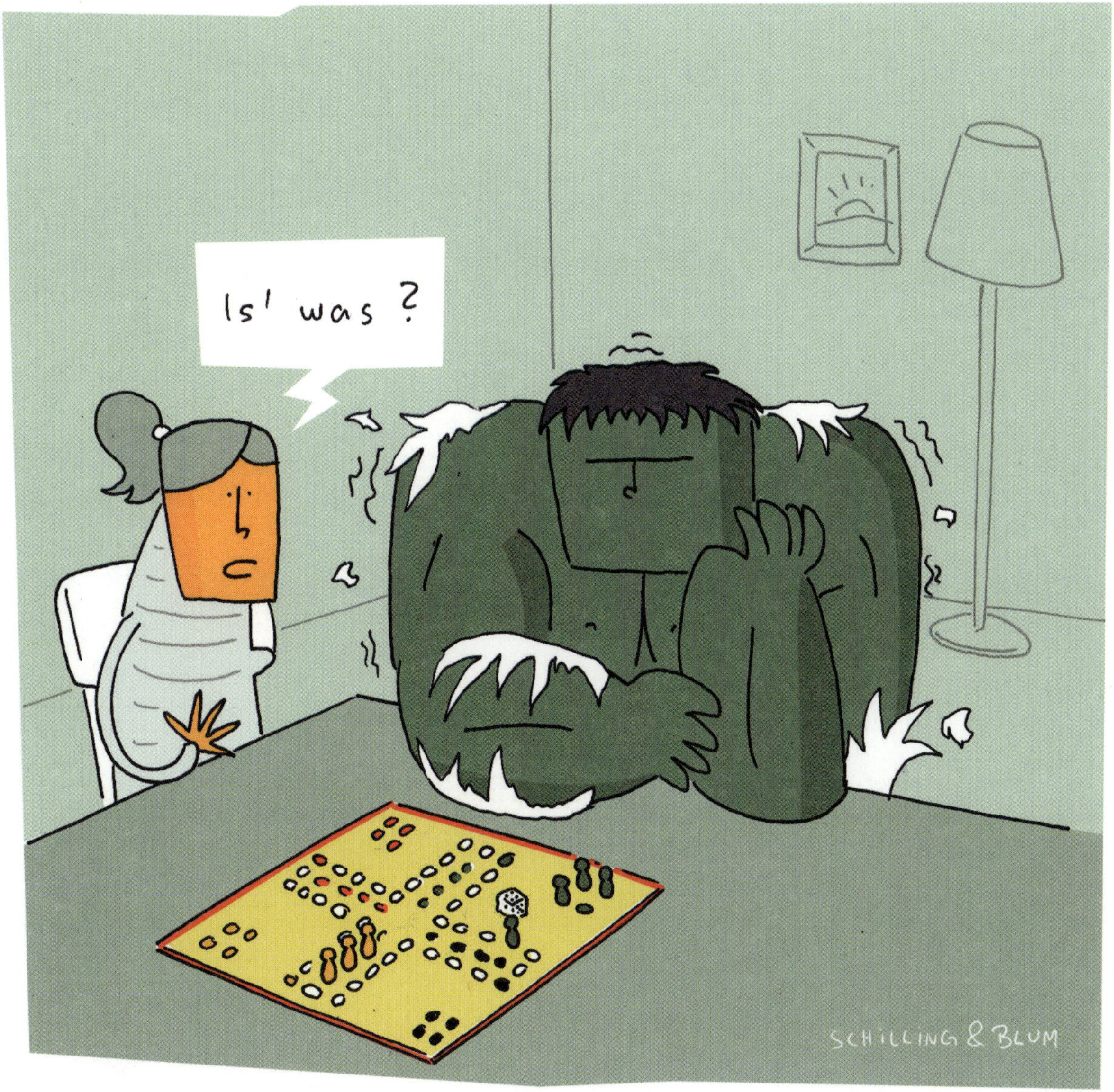
Is' was ?
SCHILLING & BLUM

SCHILLING & BLUM

# KAFFEE UND KIPPEN

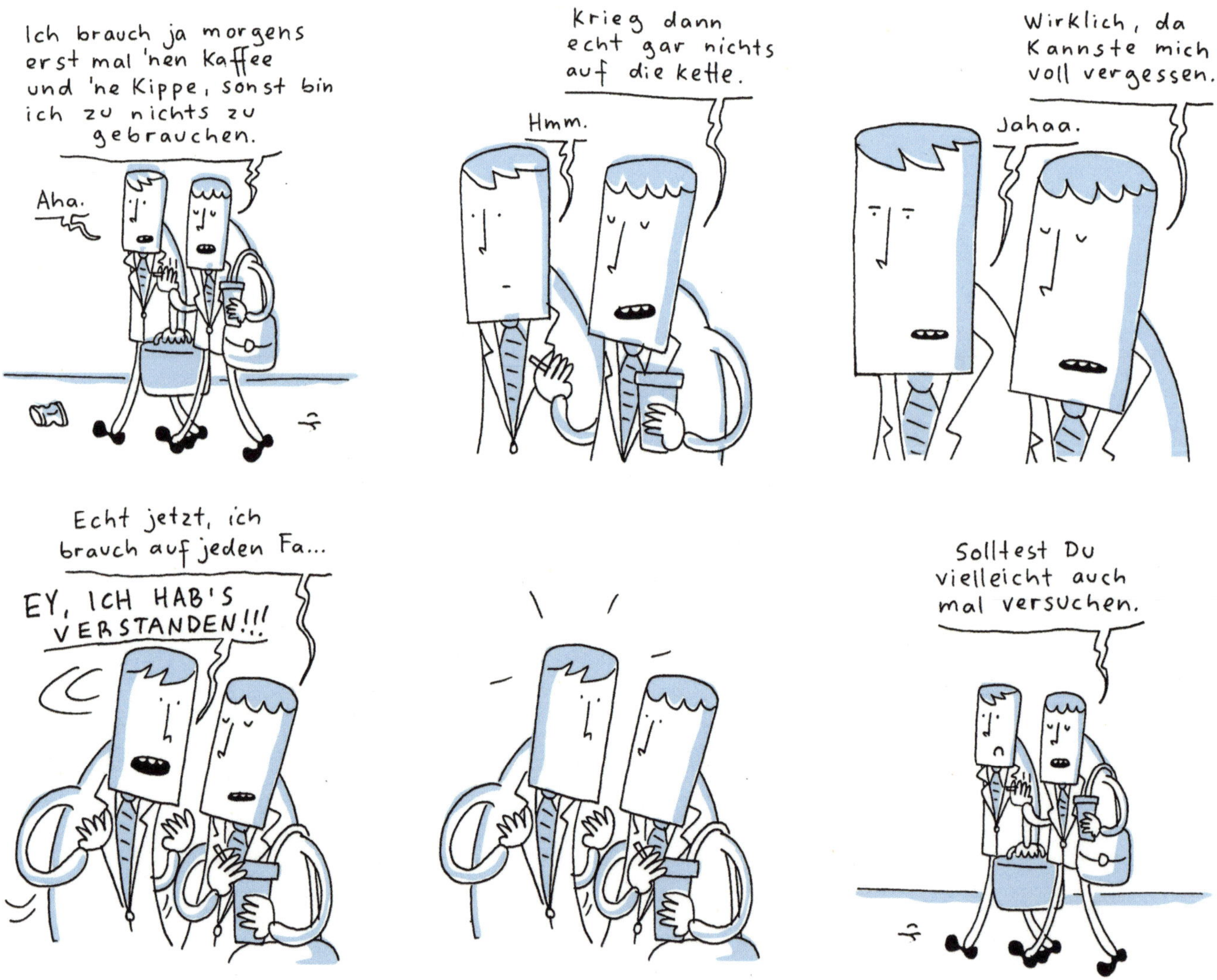

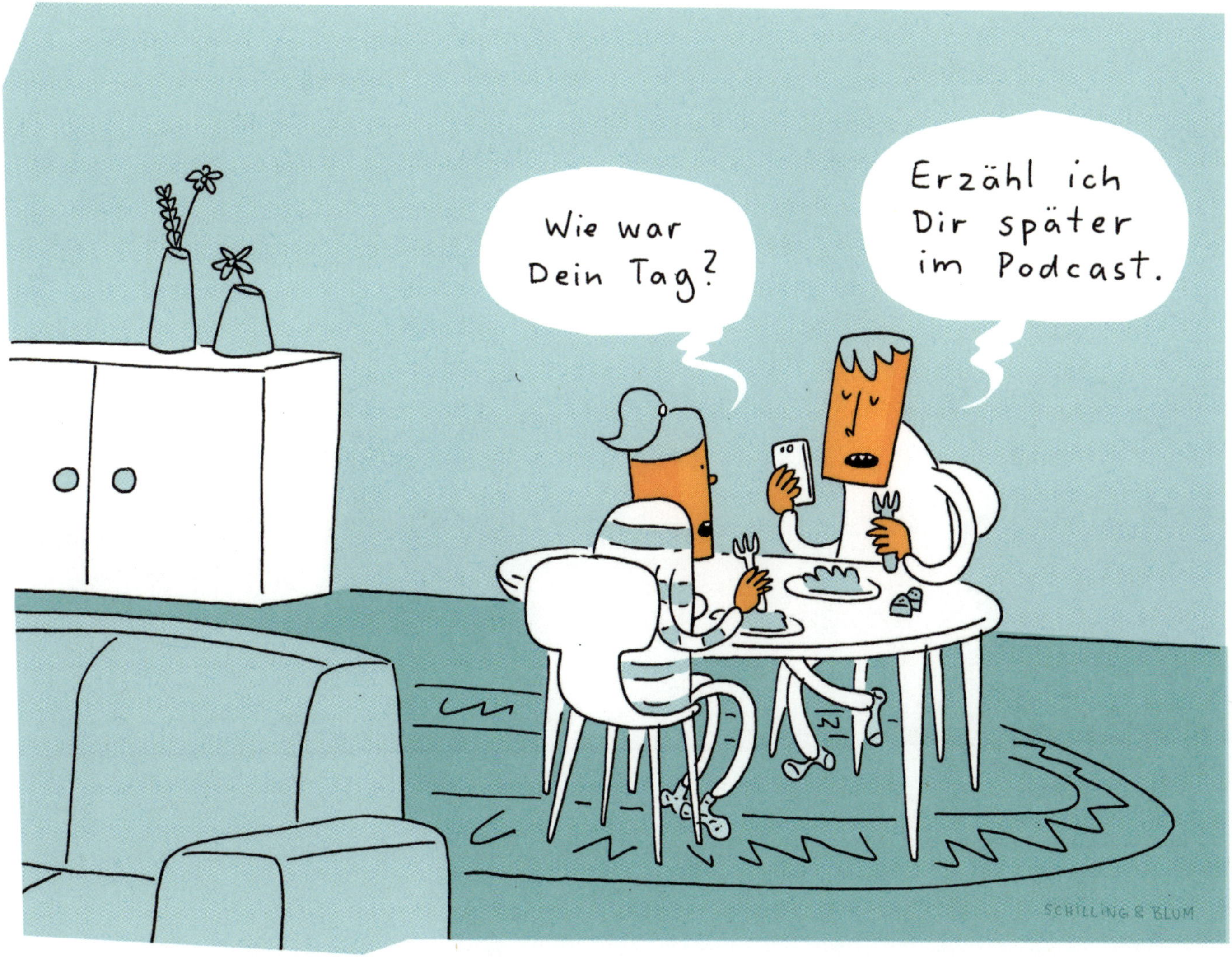
Wie war Dein Tag?
Erzähl ich Dir später im Podcast.
SCHILLING & BLUM

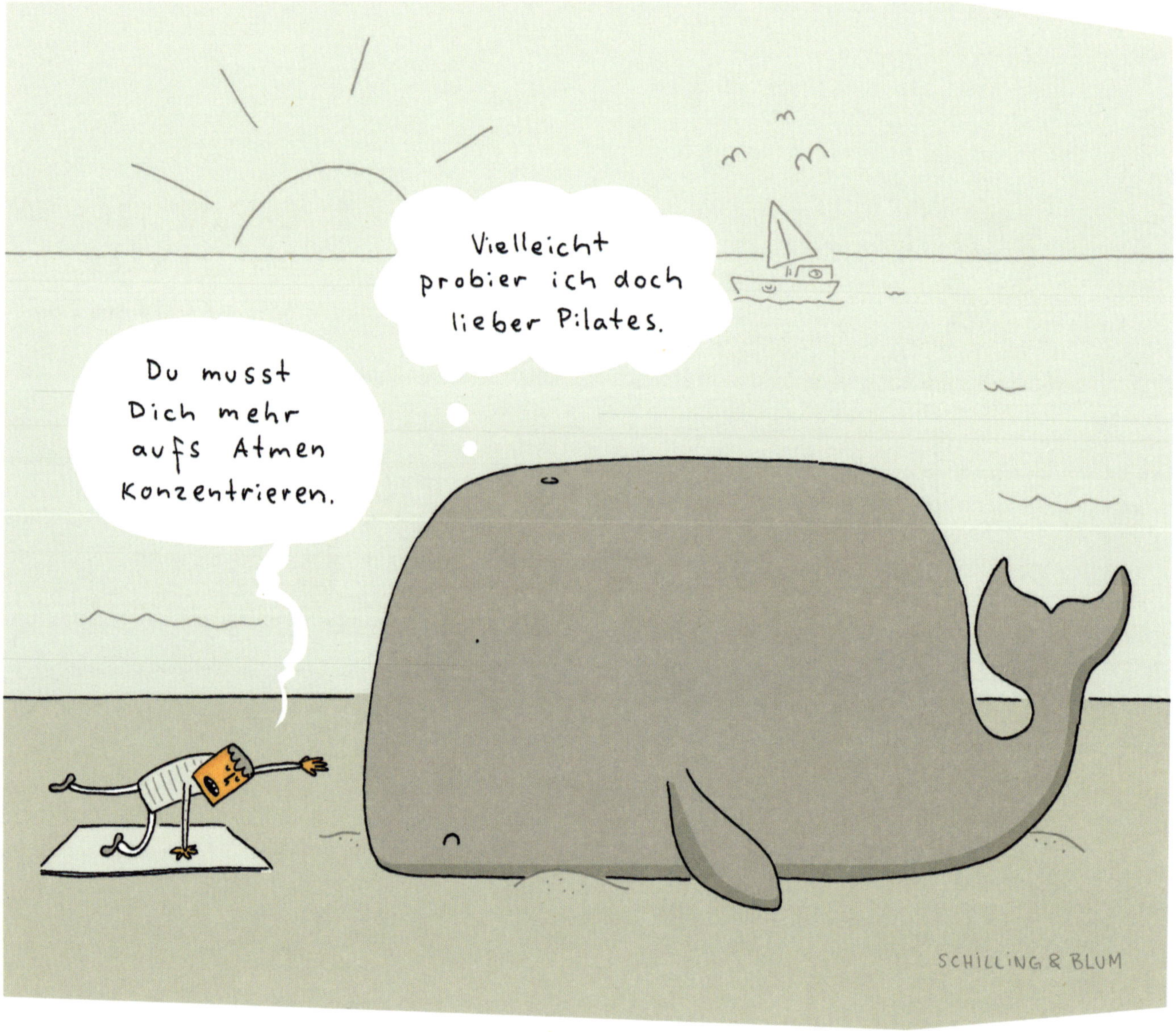
Du musst Dich mehr aufs Atmen konzentrieren.
Vielleicht probier ich doch lieber Pilates.
SCHILLING & BLUM

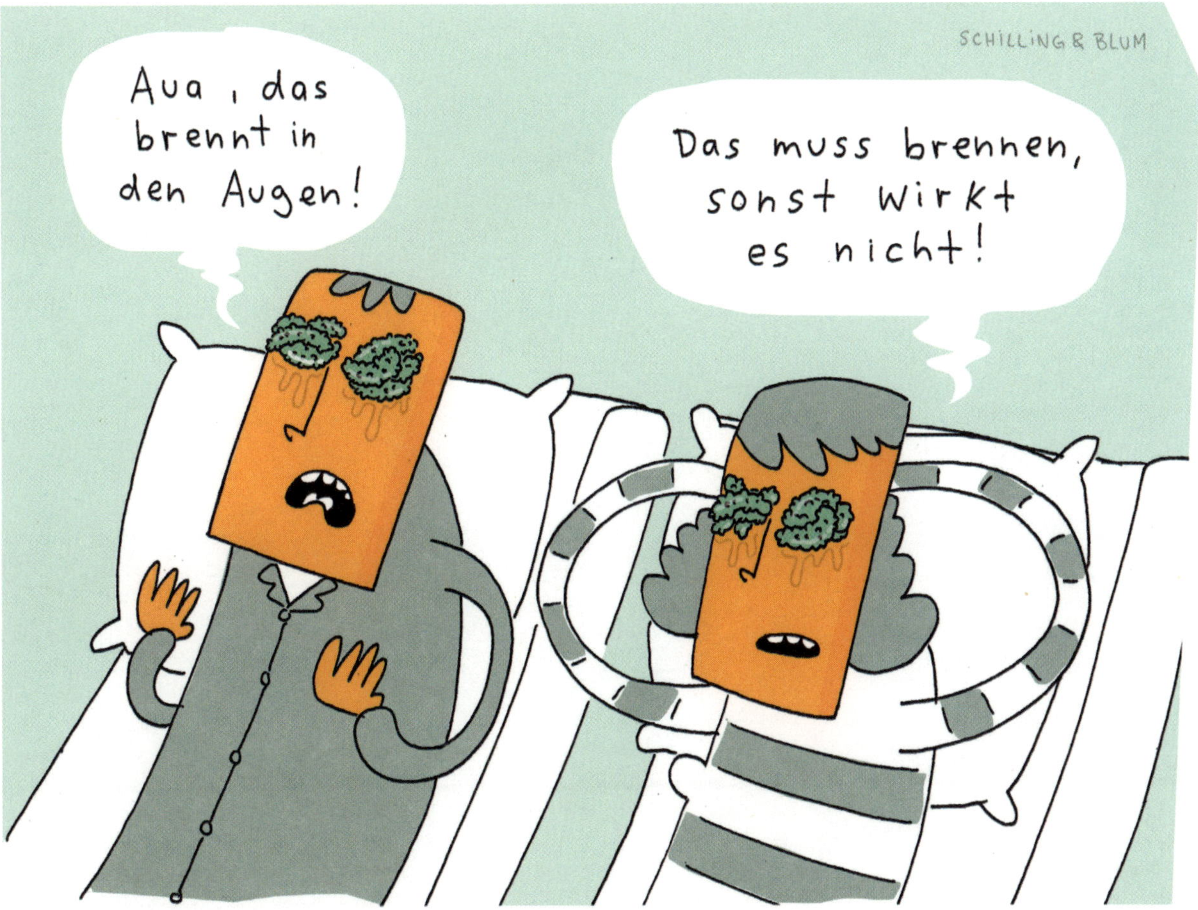
SCHILLING & BLUM
Aua, das brennt in den Augen!
Das muss brennen, sonst wirkt es nicht!

Wellness-Trend: Gewürzgurkenmaske

SCHILLING & BLUM

# Abschalten

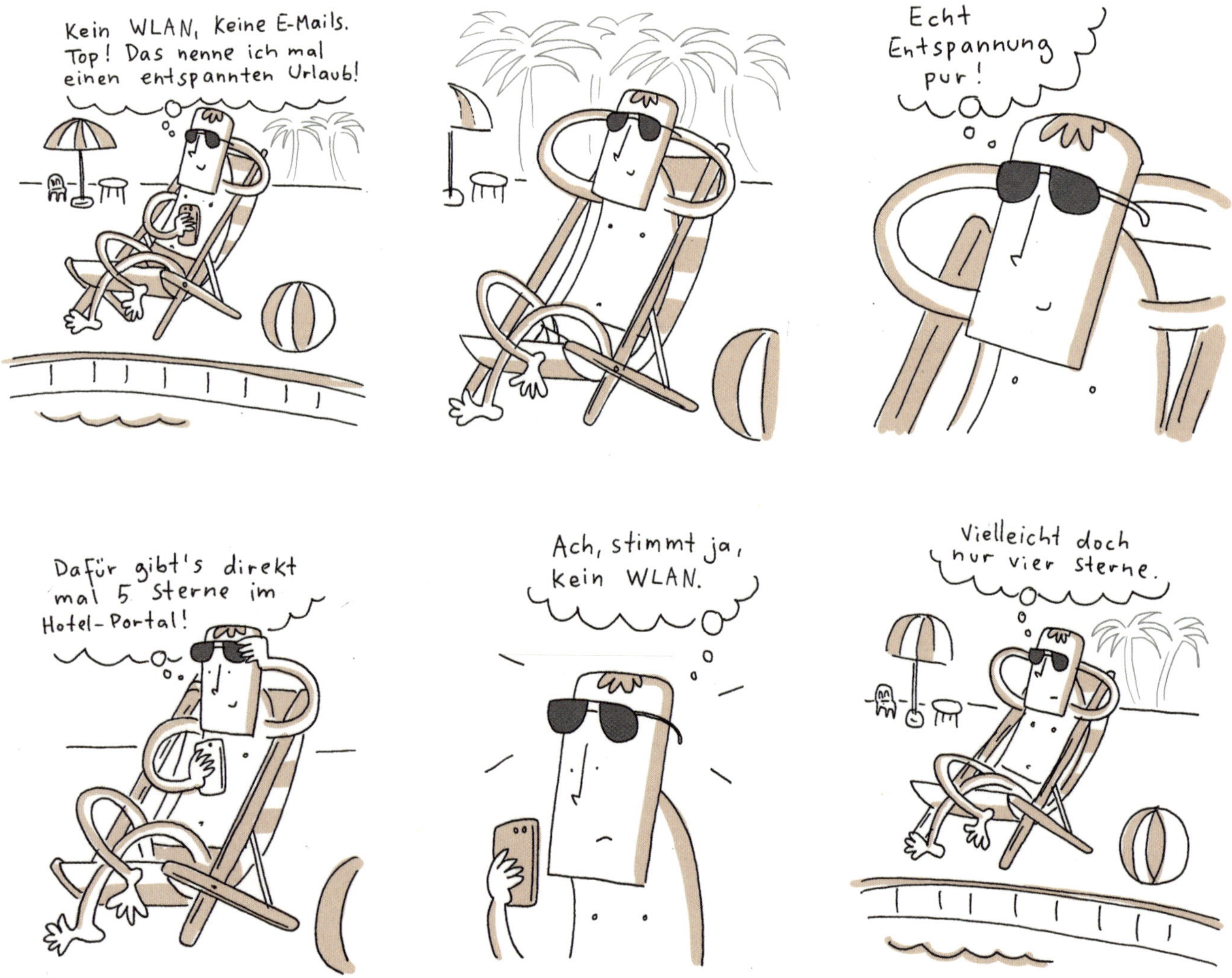
Kein WLAN, Keine E-Mails. Top! Das nenne ich mal einen entspannten Urlaub!
Echt Entspannung pur!
Dafür gibt's direkt mal 5 Sterne im Hotel-Portal!
Ach, stimmt ja, kein WLAN.
Vielleicht doch nur vier Sterne.

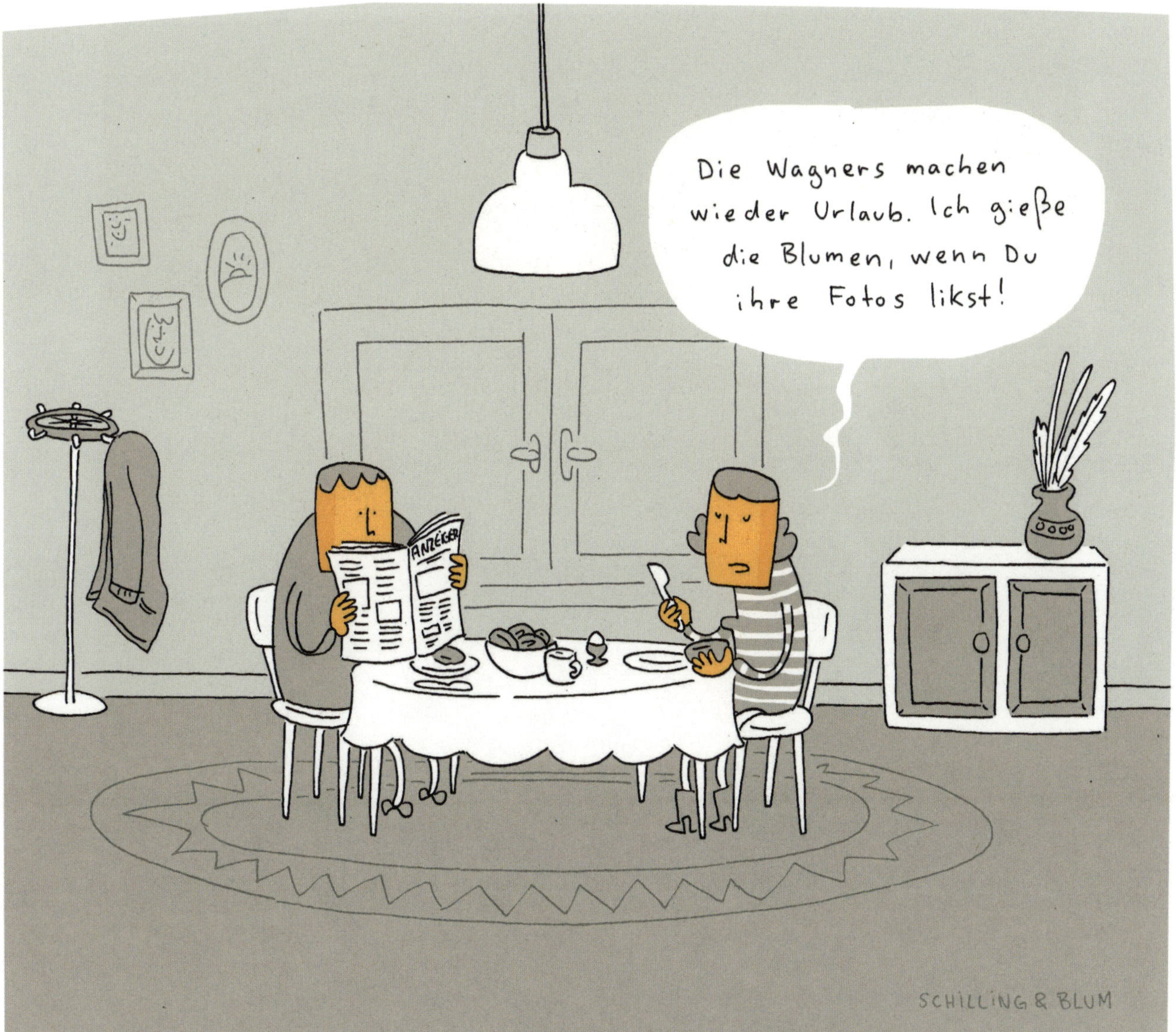
Die Wagners machen wieder Urlaub. Ich gieße die Blumen, wenn Du ihre Fotos likst!
ANZEIGER
SCHILLING & BLUM

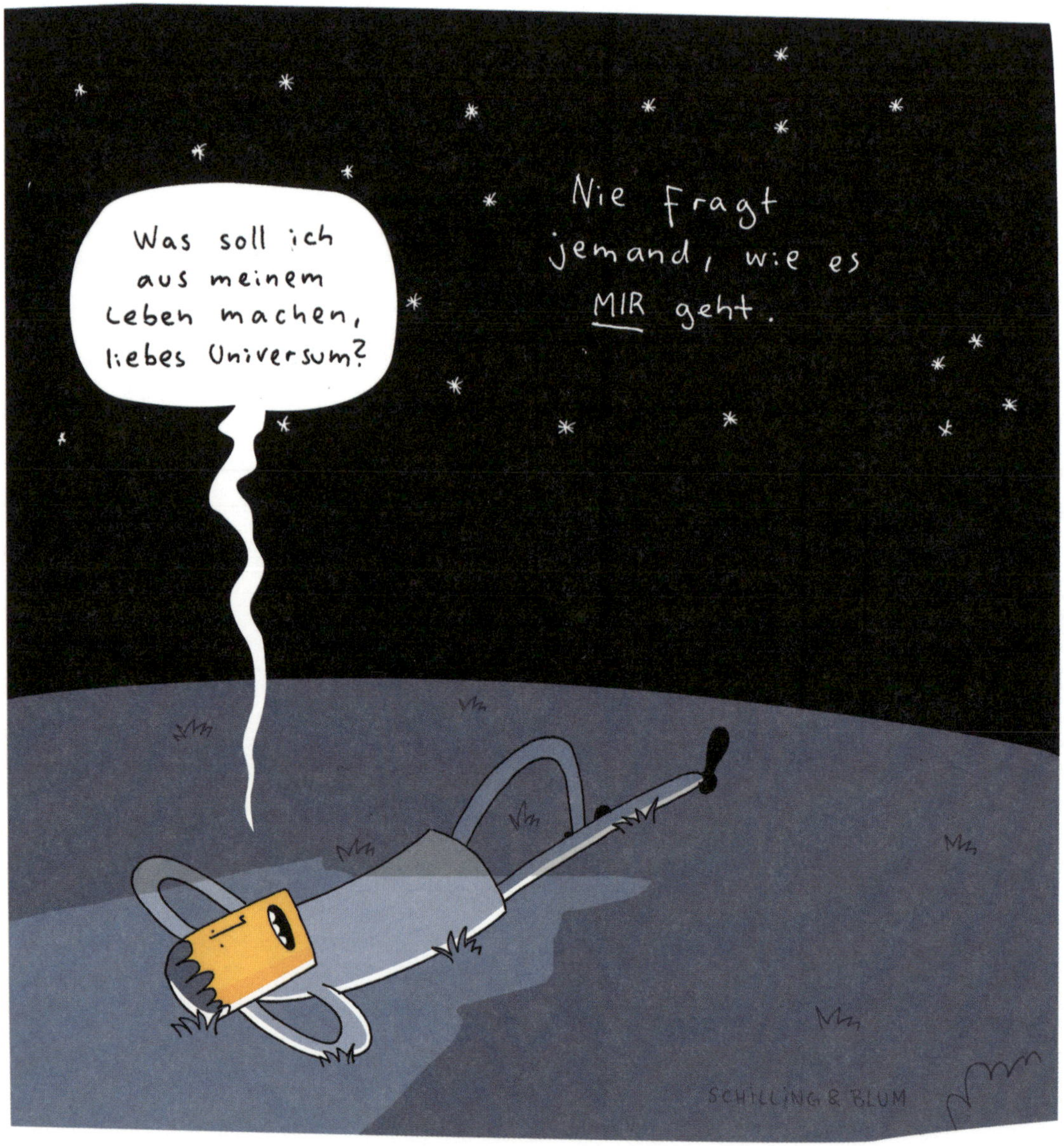

Was soll ich aus meinem Leben machen, liebes Universum?
Nie fragt jemand, wie es MIR geht.
SCHILLING & BLUM

# GESPRÄCHSKREIS

***Cornelius: Lasst mich vor der ersten Frage den Titel loben: „German Zen" - ein geniales Oxymoron! Die deutsche Mentalität ist ja so ziemlich das Gegenteil des Zen-Buddhismus. Im Bundeskleingartengesetz kommt zum Beispiel der Begriff „Bonsai" nicht ein einziges Mal vor, dafür siebenmal das Wort „Zwischenpachtvertrag". Aber jetzt erst mal zu euch: Wie arbeiten Schilling in Köln und Blum in London zusammen, damit ein echter Schilling & Blum entsteht?***

***Michael:*** In der Regel habe ich zunächst die Idee für einen Cartoon in Köln. Die schicke ich dann Jan als schriftliche Skizze per E-Mail nach London. Und wenn Jan die Idee gefällt, zeichnet er sie dort. So haben wir allerdings auch schon gearbeitet, als Jan noch hier in Köln wohnte. Das Verrückte daran ist, dass ich Jan tatsächlich erst beim Livezeichnen auf einer Cartoonair-Ausstellung in Prerow zum ersten Mal hab zeichnen sehen – da gab es Schilling & Blum aber schon zwei Jahre. Vielleicht arbeiten wir nur deshalb so gut zusammen, weil wir uns nie arbeiten sehen.

***Jan:*** Wir sind das Yin und Yang der deutschen Cartoon-Szene.

***Cornelius:*** Als knallharter Investigativjournalist muss ich da sofort in Marietta-Slomka-Manier nachhaken: Was passiert, wenn Yin eine Idee von Yang nicht so gut gefällt?

***Jan:*** Witze werden nur gemacht, wenn wir sie beide mögen. Aber manchmal fragt Micha ganz lieb, wenn ihm einer sehr wichtig ist, und ich gebe nach. Das sind übrigens meistens die erfolgreichsten Cartoons!

***Cornelius: Der Duden kennt das Wort „zusammenarbeiten", aber nicht „zusammenentspannen". Gibt es bei euch neben der Zusammenarbeit auch eine Zusammenentspannung? Wenn ja: Wie sieht die aus?***

***Michael:*** Es geht nichts über ein gemeinsames Geldbad in den Einnahmen unserer Buchverkäufe.

***Jan:*** Micha, ich würde sehr gerne mal mit dir in Hannes Richerts berühmte „kalte Wanne" steigen.

***Cornelius:*** Ich kenne Hannes zuvörderst als in sich ruhenden Roulettespieler, der mit seiner Zero-Strategie regelmäßig beträchtliche Summen gewinnt – ist diese „kalte Wanne" womöglich sein Erfolgsgeheimnis? Was hat es damit auf sich? Ich frage selbstredend nicht aus Eigeninteresse, sondern als Sprachrohr der Leserinnen und Leser.

***Jan:*** Die kalte Wanne kann man nicht erklären. Das müssen die Leser*innen schon selber googlen.

***Cornelius: Ihr beiden kennt auch andere Kulturen recht gut: Michael hat in Japan studiert und Jan erlebt täglich, was die Briten unter Kultur verstehen. Wie unterscheidet sich das „German Zen" vom Zen anderer Länder?***

***Jan:*** Hmm. Also die Briten sind eigentlich relativ Zen. Da stimmt das Klischee schon, dass die eher schwerer aus der Contenance zu locken sind – immer höflich bleiben und immer kontrolliert zu sein führen meiner Meinung nach zu einem höflichen Miteinander. Dahinter lauern natürlich auch Abgründe, aber die muss man ja nicht jedem direkt aufdrängen. Das deutsche Zen ist für mich eher so ein wenig aggro. Innere Ruhe kehrt erst ein, wenn man jedem seine ungefilterte Meinung und seine schlechte Stimmung mitgeteilt hat.

***Michael:*** Stimmt, der Deutsche würde auch dem Japaner wahrscheinlich erst mal erklären, wie Zen noch besser funktioniert.

***Cornelius: Ihr habt neben dem Cartoonistendasein auch noch andere Jobs. Wie zähmt ihr da den Deutschen in euch, um euch nicht zu überarbeiten?***

***Michael:*** Das Aussterben der Printmedien macht es einem als Cartoonisten leider sehr einfach, sich nicht zu überarbeiten.

***Jan:*** Weiß nicht, ob ich das unbedingt Arbeit nennen würde … wir haben ja beide eher so Spaßberufe. Micha schreibt Drehbücher und ich mach so Designkram. Das ist ja eher eine Fortsetzung des Studentenlebens. Nur halt

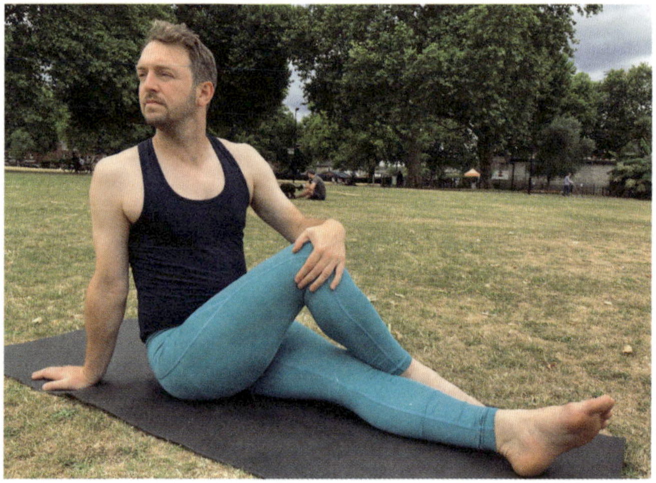

Foto: Desislava Stamenova Chongarova

mit Kohle. Ansonsten bin ich tatsächlich sehr diszipliniert und auch ziemlich gut darin, mir meine Zeit einzuteilen. Ich erschrecke mich manchmal vor mir selber.

***Cornelius:*** Interessant, dass du das nicht unbedingt Arbeit nennen würdest. [Ich habe in einem Buch von Carsten Friedrichs (Sänger der Band „Die Liga der gewöhnlichen Gentlemen“) gelesen, dass auch ihm die Glorifizierung von Arbeit hierzulande auf die Nerven gehe: „Hier setzen sich ja Musiker gerne mal hin und erzählen, wie hart sie an ihrer Musik ‚arbeiten‘, und sind da auch noch stolz drauf.“] Ähnliches habe ich schon von einigen Kunstschaffenden, Humoristen, Kabarettisten und so gehört – sollte man Kunst bzw. komische Kunst nicht als Arbeit bezeichnen?

***Jan:*** Ach, ich weiß auch nicht. Es fühlt sich irgendwie falsch an, es als Arbeit zu bezeichnen.

***Cornelius:*** Um noch mal auf die sterbenden Printmedien zurückzukommen: Manche Cartoonisten gehen in die digitale Offensive und posten täglich auf Social Media – ist das nicht so euer Ding?

***Michael:*** Unsere Social-Media-Abteilung (ich) ist da leider tatsächlich ein bisschen träge. Wir sind aber bei Instagram, Twitter und Facebook vertreten und versuchen dort regelmäßig Cartoons zu posten. Und natürlich freuen wir uns über jedes Like und/oder jeden beleidigten Kommentar.

***Cornelius: Und wie erreicht ihr höhere Bewusstseinsebenen? Meditation, Yoga, Crystal Meth?***

***Jan:*** Fußball ist mein Yoga. Ich spiele 2- bis 3-mal die Woche mit anderen professionellen Hobbyfußballern, und da kann ich am besten abschalten. Es ist auch wirklich die einzige Tätigkeit, bei der ich null nachdenke und einfach nur mache.

***Michael:*** Da bin ich schon eins weiter. Fußball schauen ist mein Fußball. Leider halte ich zum

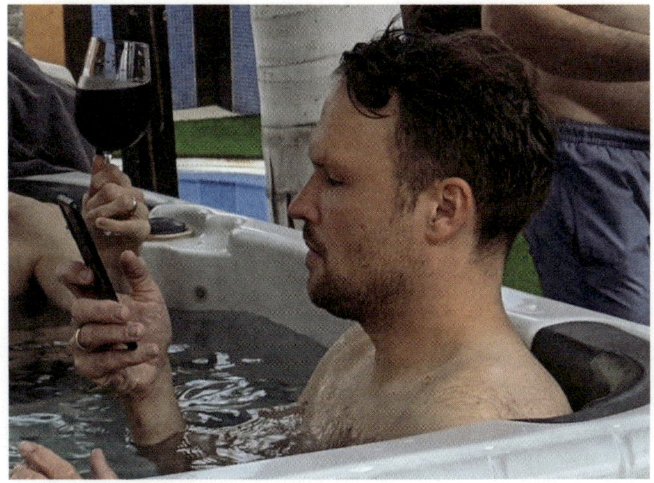

Foto: Daniel Reimer

1.FC Köln. Nicht unbedingt der entspannendste Lieblingsverein für die eigenen Nerven.

***Cornelius: Dafür aber der Club mit dem tollsten Fansong: Mer stonn zo dir, FC Kölle! Ich verstehe bei diesem kölschen Dialekt zwar kein Wort, entspanne dabei aber total, weil ich sofort an den ausgeglichenen Schnorres von Höhner-Sänger Henning Krautmacher denken***

***muss. Bei einem Band über Entspannung stelle ich mir vor allem die Recherche schön entspannt vor: Sauna, Massage, Whirlpool ... Wo habt ihr Inspiration gefunden? Könnt ihr euch vielleicht bei einem Cartoon noch beispielhaft daran erinnern, wie ihr auf die Idee dazu gekommen seid?***

***Jan:*** Ich gehe eigentlich nie in die Sauna, habe es aber letztes Jahr noch mal ausprobiert. Da hab ich mir, wie jeder normale Mensch, schon Gedanken gemacht, wie viel Schweiß da wohl so runterfließt und wie es wohl wäre, in einem Schwimmbecken voll mit Schweiß zu planschen. Sonst ist Schwitzen und Schweiß ja immer verpönt, aber in der Sauna ist es plötzlich erlaubt. Faszinierend.

***Michael:*** Ich bin auch kein Saunagänger, aber wenn doch, würde ich mir dort wahrscheinlich auch über Jans Schweiß-Schwimmbecken den Kopf zerbrechen.

***Cornelius: Klingt nicht so entspannend. Aber bei allem Respekt vor den Gefahren eines Burnouts – gehen einem die Selfcare-Snobs und Achtsamkeitsagenten mit ihrem Hygge-Hype nicht auch auf die Nerven?***

***Jan:*** Ach, mir gar nicht so sehr. Die sind mir lieber als die Leute, die meinen, dass man nur was zählt, wenn man ständig arbeitet und Leistung bringt. Übriges auch so was typisch Deutsches ... Ich kann übrigens jeden verstehen, der absolut keinen Bock auf Arbeiten hat. Was mich allerdings nervt, ist, dass man sich Selfcare im Grunde nur leisten kann, wenn man finanziell eher auf der Gewinnerseite des Lebens steht. Die, die es am meisten brauchen würden, können das leider oft nicht.

***Michael:*** Ich geb's zu, mich nervt's manchmal. Komischerweise haben ja betont ausgeglichene Menschen oft diesen anstrengenden Drang, ihre eigene Ausgeglichenheit anderen aufzudrängen. Wirklich entspannt ist das jedenfalls auch nicht. Ich versuch mich deshalb vor allem mit Menschen zu umgeben, die ungesünder leben als ich. Auch eine Art Selfcare, denke ich.

***Cornelius: In einigen Cartoons geht's um technische Hilfsmittel wie Staubsaugroboter und Amazons Alexa; einmal heißt es: „Kein WLAN, das nenne ich mal einen entspannten Urlaub“ – macht moderne Technik euer Leben entspannter oder stressiger?***

***Jan:*** Ich hab so ein Alexa-Ding von Google und es ist wahnsinnig demütigend, damit zu sprechen, aber wenn man das einmal überwunden hat, ist es perfekt für faule Leute wie mich. Ich will mich aber auch schon früh den

Maschinen andienen, denn deren Weltherrschaft ist ja unausweichlich.
***Michael:*** Ich kann es kaum erwarten, von Maschinen ersetzt zu werden.

***Cornelius: Ein superschönes Schlusswort! Aber ich fürchte, da muss ich euch enttäuschen: Maschinen können vielleicht Menschen regieren, das beweist nicht zuletzt unser Bundeskanzler, aber den wunderbaren Schilling & Blum-Humor werden sie wohl nie generieren! Zur Not könntet ihr ja aber jetzt auch als Entspannungsberater arbeiten. Viele könnten so ein Coaching gut gebrauchen, zum Beispiel euer Kollege Elias Hauck von „Hauck & Bauer"! Mit dem bin ich einmal morgens um halb 8 in Frankfurt von zwei Polizisten aus einer Bäckerei verwiesen worden und habe dort Hausverbot erhalten, obwohl Elias zur allgemeinen Entspannung zufälligerweise einen großen Buddha-Kopf dabeihatte – was hat er falsch gemacht?***
***Jan:*** Nun ja, das ist natürlich schon sehr provokativ. Wir sind halt ein christlich geprägtes Land und da ist eben noch nicht jeder so tolerant gegenüber anderen Religionsgemeinschaften. Wenn das Hausverbot abgelaufen ist, würde ich der Bäckerei noch mal einen Besuch abstatten – aber diesmal mit einem großen Jesus-Kopf!

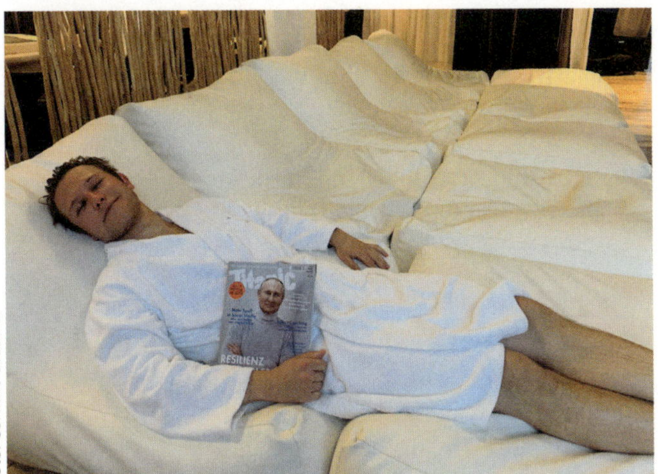

Foto: Corinne Steudler

**Cornelius W. M. Oettle** ist Satiriker und Redenschreiber im Europäischen Parlament. Er lebt entspannt in Stuttgart, Kempten, München, Brüssel und Straßburg.

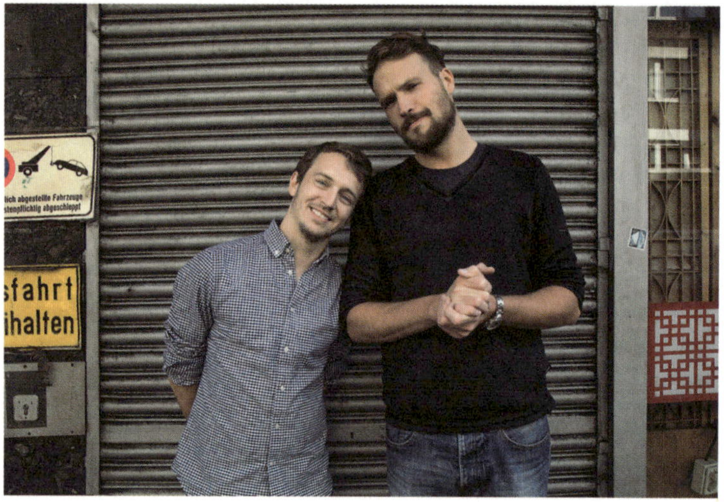

**Schilling & Blum**

Michael Schilling ist 1983 aus Buddhas Schoß in Mannheim entsprungen, zusammen mit seiner Familie lebt er im hier und jetzt und in Köln. Jan Blum wurde 1981 im Zen-Garten der Nachbarn in Euskirchen geboren und lebt heute mit seinem Krafttier – dem Dreifingerfaultier – in London. Seit 2010 veröffentlichen sie gemeinsam ihre Cartoons in diversen Büchern und Zeitschriften (u.a. *Titanic*, *Eulenspiegel*, *Choices*). 2014 erhielten sie den Geflügelten Bleistift in Bronze beim Deutschen Karikaturenpreis.

Wir produzieren nachhaltig
- Klimaneutrales Produkt
- Papiere aus nachhaltigen und kontrollierten Quellen
- Hergestellt in Europa

FSC www.fsc.org MIX Papier aus verantwortungsvollen Quellen FSC® C002795

1. Auflage 2022
– Originalausgabe –

Cartoons & Comics von: Michael Schilling & Jan Blum
Interview: Cornelius W. M. Oettle
Lektorat: Jana Legal
Herstellung: Ralf Wagner
ISBN 978-3-8303-3648-8

FOLGT UNS! facebook.com/lappanverlag
Instagram.com/lappanverlag
www.lappan.de

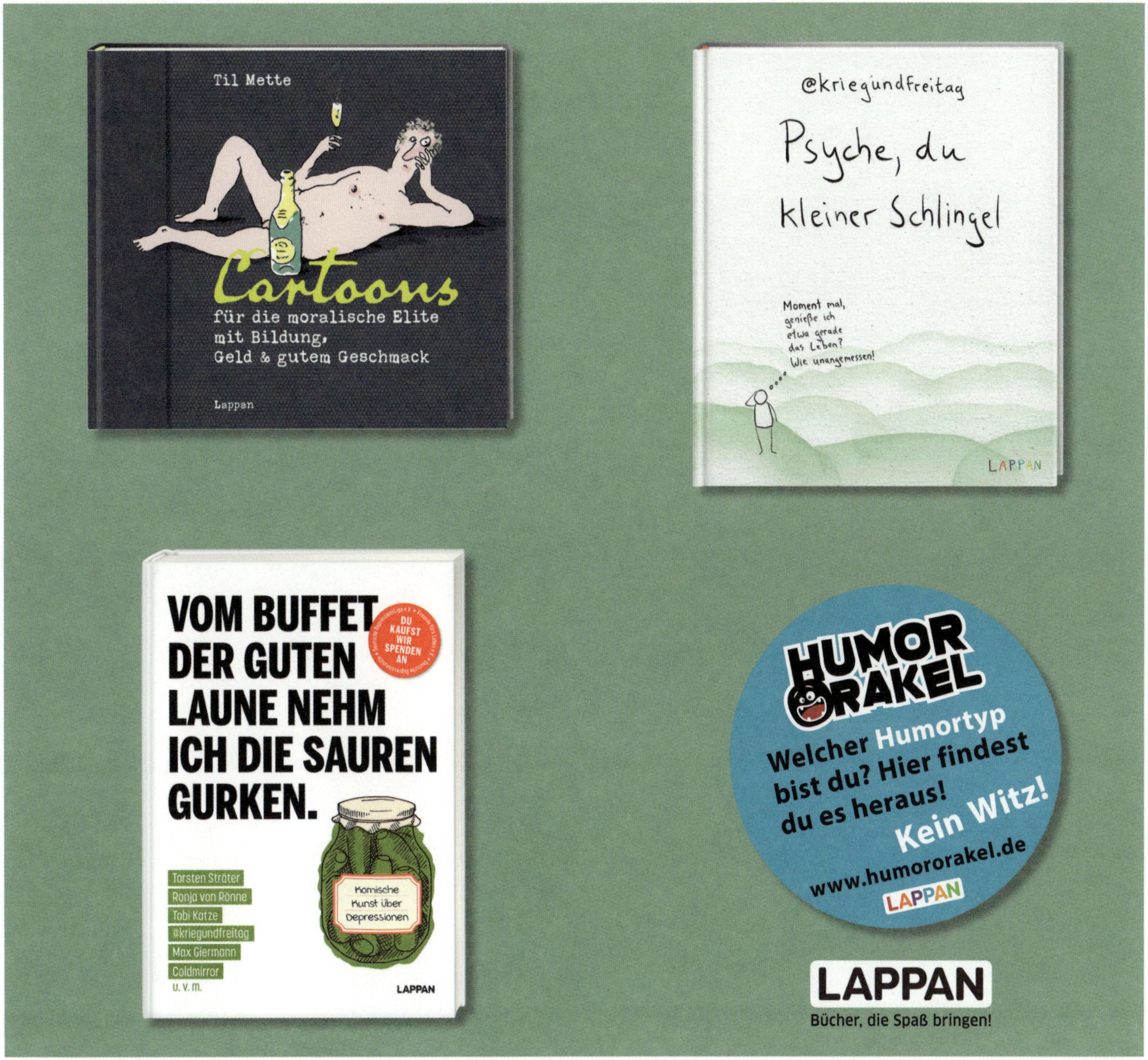
Til Mette
Cartoons
für die moralische Elite mit Bildung, Geld & gutem Geschmack
Lappan
@kriegundfreitag
Psyche, du kleiner Schlingel
Moment mal, genieße ich etwa gerade das Leben? Wie unangemessen!
LAPPAN
VOM BUFFET DER GUTEN LAUNE NEHM ICH DIE SAUREN GURKEN.
DU KAUFST WIR SPENDEN AN
Komische Kunst über Depressionen
Torsten Sträter
Ronja von Rönne
Tobi Katze
@kriegundfreitag
Max Giermann
Coldmirror
u. v. m.
LAPPAN
HUMOR ORAKEL
Welcher Humortyp bist du? Hier findest du es heraus!
Kein Witz!
www.humororakel.de
LAPPAN
LAPPAN
Bücher, die Spaß bringen!

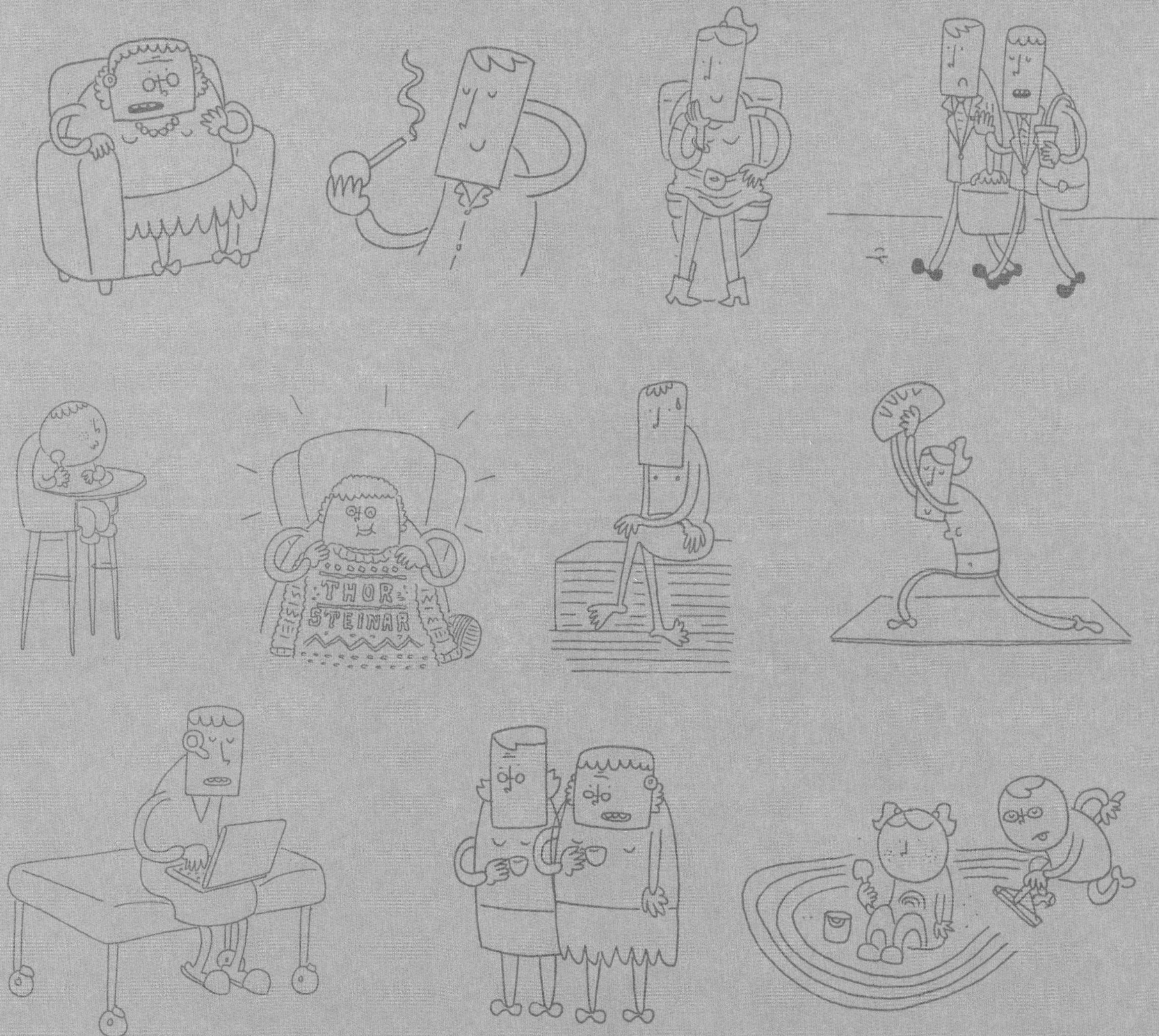
THOR
STEINAR